Maureen Stewart

Essen? Nein, danke!

Maureen Stewart, 1939 geboren, lebt in Australien. Sie war über zwanzig Jahre Lehrerin und hat in dieser Zeit viele Bücher über das Leben und die Welt ihrer Schüler geschrieben. Das besondere Interesse der Autorin gilt den Problemen und Gefährdungen, denen Jugendliche in der modernen Gesellschaft ausgesetzt sind. Indem sie darüber schreibt, versucht sie Denkanstoß und Hilfestellung zu geben.

Von Maureen Stewart sind in den Ravensburger Taschenbüchern erschienen:

RTB 52191
Leichte Beute

RTB 58022
Speed

RTB 58023
Alki? Ich doch nicht!

RTB 58086
Essen? Nein, danke!

RTB 58225
Das Ende ist meine Sache

Maureen Stewart

Essen? Nein, danke!

Aus dem Englischen
von Tilmann Kleinau

Ravensburger Buchverlag

Limitierte Sonderausgabe
als Ravensburger Taschenbuch
Band 54269
erschienen 2006

Die Originalausgabe erschien 1996
unter dem Titel »All of Me«
bei Penguin Australia

Die deutsche Erstausgabe erschien
1998 im Ravensburger Buchverlag
(RTB 58086)

Umschlaggestaltung: Dirk Lieb unter
Verwendung von Fotos von Sibylle Krebs

Printed in Germany

1 2 3 4 5 10 09 08 07 06

ISBN 3-473-54269-5

www.ravensburger.de

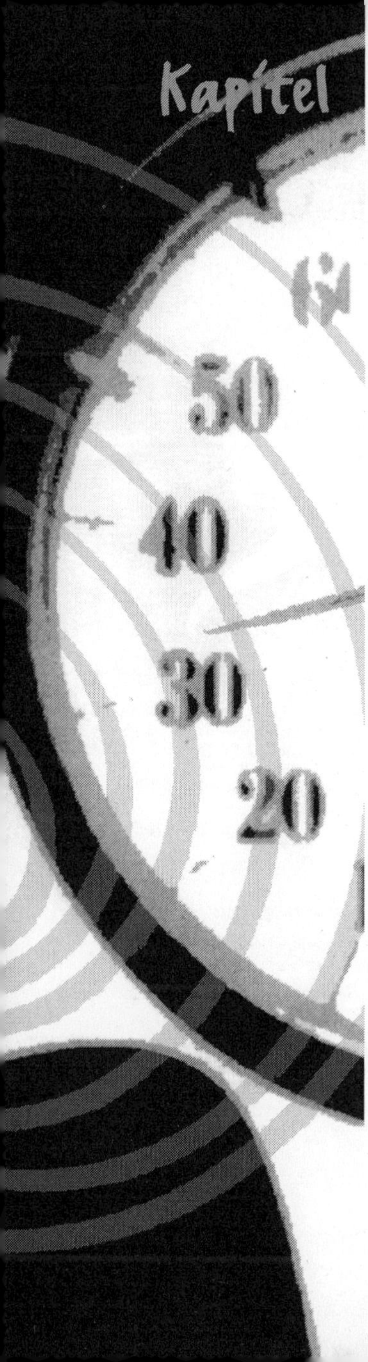

Kapitel eins

Rebecca leckte an ihrem Brötchen, dann zerkrümelte sie es in der Hand. Als sie bemerkte, dass niemand hinsah, stopfte sie es in die Jackentasche ihres Blazers.

Sie zog ihre Schuluniform immer erst nach dem Tee aus. Sie brauchte die Blazer-Tasche. Sie hatte vorgeschlagen, dass die ganze Familie zum Essen Servietten verwenden sollte, wie in manchen Fernsehshows, aber ihre Mutter hatte gesagt, sie könnten auch weiterhin Küchentücher nehmen. Was weiß die denn schon, dachte Rebecca. Essen in ein Küchentuch einwickeln – gar nicht so leicht.

»Iss deine Bohnen, Rebecca, anstatt sie anzustarren!«, sagte ihre Mutter und bemühte sich vergeblich, der kleinen Hannah einen Löffel Gemüsebrei einzuflößen.

Rebecca schnitt ihre Bohnen vorsichtig mit dem Messer in

drei Teile. Das dauerte eine Weile. Dann aß sie langsam das eine Drittel von den sieben Bohnen.

Sie wog jetzt

vierzig Kilo,

jedenfalls heute Morgen hatte sie genau vierzig Kilo gewogen. **Zu viel, viel zu viel. Auf jeden Fall zu viel für jemanden, der 165 Zentimeter groß war. Sie konnte die Haut von ihrem Bauch abziehen und das schwabbelige Fett mit den Fingern tasten.** Beim bloßen Gedanken daran wurde ihr übel.

Sie blickte zu ihrem Bruder hinüber, aber als sie sah, wie er sein Essen in sich hineinstopfte, wurde ihr davon auch nicht besser. Und sie vermied es, das Baby noch einmal anzusehen – sie wusste, dass dieser widerliche Brei wieder aus seinem Mund lief, wie immer beim Essen. Wenn ich nicht bald von diesem Esstisch wegkomme, dachte Rebecca, wird mir richtig schlecht, und dann merken es alle. Sie wartete, bis ihre Mutter mit dem kleinen Schwesterchen beschäftigt war, schnappte ihren Teller und rannte zur Spüle. Sie kratzte die Bohnen und das Hackfleisch vom Teller und drückte sie rasch mit der Gabel in den Ausguss. Sie hatte Glück heute Abend. Das Baby wollte nicht ordentlich essen, ihr Bruder erzählte irgendetwas, was er gerade machte, und ihr Vater schaute Nachrichten, während er aß. So konnte sie auch die Krümel aus der Tasche ihres Blazers unbemerkt loswerden. So gut klappte es nicht immer.

Rebecca vermied es, auf den großen Wandspiegel zu schauen, während sie duschte. Was für ein Blödsinn, so ein zwei Meter hoher Spiegel, dachte sie zum hundertsten Mal. Sie rieb sich die letzten Tropfen Wasser vom Körper und stellte sich gespannt auf die Waage.

Neununddreißig Kilo!

Rebeccas Herz schlug schneller, ihr Kopf pulsierte. Sie hatte an diesem einen Tag ein ganzes Kilo verloren. Das Leben war herrlich, es war großartig, endlich hatte sie's geschafft, sie hatte sich unter Kontrolle. **Sie hatte alles unter Kontrolle.**

»Beeil dich, Becky, Oliver ist dran!«

Rebecca drehte sich um und sah kurz in den Spiegel. Sie konnte ihre Rippen zählen – ein paar, jedenfalls. Ihr Hals war dünn, so dünn wie ein Schwanenhals! Super! Sie griff nach ihren Kleidern und stürmte aus dem Bad.

»Tut mir Leid, Ollie!«, rief sie lächelnd und rannte ihn in ihrer Begeisterung fast um. **Ein ganzes Kilo weniger – und das an einem Tag!**

»Soll ich dich mitnehmen?«, fragte ihr Vater, als sie fertig angezogen, in ihrer Schuluniform, ankam.

»Willst du kein Pausenbrot?«, fragte ihre Mutter gleichzeitig.

Rebecca sagte auf beide Fragen Nein und nahm einen Apfel aus der Obstschale.

»Das reicht mir zum Frühstück!«, rief sie, ohne sich darum zu kümmern, ob jemand zuhörte. »Tschüss!«

Sie hatte Glück. Das Baby weinte, und ihre Mutter hatte anderes zu tun, als darauf zu achten, ob sie frühstückte oder nicht. Oliver schaufelte schon den dritten Teller Cornflakes in sich rein, und Rebecca lief hastig aus dem Haus. Sie hatte das Gefühl zu schweben, als sie die Straße hinunterlief – vorbei an all den dummen Leuten hinter den Mauern, die sich jetzt den Hals voll stopften und nicht genug kriegen konnten. **Als ob Essen so wichtig wäre! Ich schaff's**, sang Rebecca leise vor sich hin, **ich kann es, ich hab's unter Kontrolle, ich weiß, wie man's macht!**

Am Schultor angekommen, warf sie den Apfel in den Abfalleimer. Wie üblich wartete Jess auf sie. Sie kaute einen Doughnut, der rosa Zuckerguss rann ihr zwischen den Zähnen durch, Stückchen davon waren in ihren Haaren und auf dem Kinn. Das war das einzig Dumme an Jessie, dachte Rebecca oft, ihre blöde Futterei. Zu dumm. Jessie war ihre beste Freundin, aber sie war dick, und es kümmerte sie nicht mal. Rebecca konnte das nicht verstehen.

»Hi, Beck!«, begrüßte sie Jessie und witzelte: »Ich weiß, dir brauch ich nichts davon anzubieten – wie immer.«

Wie immer, dachte Rebecca. Der gleiche Spruch.

»Nee, danke«, lehnte sie ab, »ich hab heute 'nen schlechten Magen, ich esse lieber nichts, weißt du.«

Jessie lachte. »Na, vom Essen kann's ja nicht kommen bei dir, so viel ist sicher! Keine Ahnung, wie du es schaffst, zu überleben, Beck, aber das hatten wir ja schon. Hast du die Mathe-Hausaufgabe gemacht?«

Sie hatte sie nicht gemacht. Immer wieder hatte sie sich letzte Nacht davon abhalten müssen, zum Kühlschrank zu gehen und sich was zu holen, und sei es nur ein kleines Stückchen Käse – sie hatte sich so darauf konzentriert, nicht schwach zu werden, dass sie die Hausaufgaben total vergessen hatte. Man musste eben Geduld haben, um das zu erreichen, was sie vorhatte. Selbstbeherrschung war eine tolle Sache, aber man musste sie erst lernen.

Mit dem Mittagessen gab es nie Probleme. Rebecca sagte einfach, sie hätte zu viel gefrühstückt. Niemand schien zu merken, dass sie nichts aß, außer manchmal Jessie. Rebecca wusste: Die beste Freundin merkt oft mehr als die eigene Familie. Ihre Mutter wollte doch sowieso nur, dass sie aß, um das gute Essen nicht wegwerfen zu müssen. Das hieße ja, Geld zum Fenster rauswerfen. Oder in den Ausguss kippen, dachte Rebecca und grinste.

In der zweiten Hälfte des Nachmittags hatte sie wie üblich ihren toten Punkt. Aber wenn sie sich ein bisschen konzentrierte, ging die Müdigkeit wieder vorbei. Und im Konzentrieren war sie eine echte Meisterin.

Leider nicht gut genug für Mr Selby. »Was, schon wieder keine Hausaufgabe, Rebecca? Das bedeutet Nachsitzen. Halbe Stunde. Raum 14. Ich komme später vorbei und sehe nach, ob du die Mathe-Hausaufgabe gemacht hast. Du hast einen klugen Kopf, also benutze ihn!«

Mach ich schon, du Blödmann, dachte Rebecca. Die ganze Zeit benutze ich ihn. Und das Nachsitzen ist mir Wurscht. Wenn Mum und Dad fragen, warum ich nicht zum Tee gekommen bin – falls sie überhaupt danach fragen –, sage ich einfach, ich war noch bei einer Freundin zum Tee. Dann hab ich auch gleich eine gute Ausrede, warum ich abends nichts mehr essen kann. Ich hab einfach zu viel Kuchen gegessen!

Das Nachsitzen machte ihr nichts aus, sie machte in Ruhe ihre Mathe-Hausaufgabe fertig. Während sie nach Hause ging, dachte sie ein paarmal ans Essen, aber sie verdrängte den Gedanken wieder. Sie kannte da einen speziellen Trick. Stell dir vor – flüsterte sie vor sich hin –, stell dir vor, dein Gehirn ist eine weiße, blitzblanke Untertasse. Jeder unerwünschte Gedanke ist wie ein hässlicher schwarzer Käfer, der auf die weiße Untertasse hinaufkrabbeln will. Wisch ihn einfach weg. Dann bleibt nur noch die weiße Untertasse. Nichts anderes. Kein Essen und keine schwarzen Käfer.

Nur die weiße Untertasse.

Kaum war Rebecca zu Hause angekommen, hörte sie ihre Mutter aus der Küche rufen.

»Becky!«

»Ja, Mum, was ist?«

»Komm in die Küche und nimm mal dein Schwesterchen für eine Weile auf den Schoß. Gib ihr was von den Kartoffeln mit Kürbissoße. Und misch ihr ein paar klein gedrückte Erbsen dazu, ja?«

Rebecca nahm Hannah und stierte auf den matschigen Brei auf dem Teller. Nein, sagte sie sich. Konzentrier dich! Denk an die weiße Untertasse und den schwarzen Käfer.

Erbsen klein drücken und unter den Brei mischen. Ein Löffelchen für Hannah, und noch eins. Denk nicht weiter darüber nach. Tu's einfach. Babys brauchen was zu essen. Sie ist deine Schwester. Komm, Hannah, iss.

Hannah aß. Nach einer Weile schlief sie friedlich ein.

Rebecca half das Abendessen vorzubereiten. Fisch, Kartoffeln, Erbsen. Danach noch Apfelkuchen.

Der Speichel lief Rebecca im Mund zusammen, aber sie dachte einfach an etwas anderes. Sie kam nicht zum Abendessen herunter und blieb oben in ihrem Zimmer, machte Hausaufgaben.

Sie lag auf ihrem Bett, zu hungrig, um sich konzentrieren zu können, und dachte: »Schließlich bin ich vierzehn. Ich mach das jetzt seit zwei Jahren – mich kontrollieren. Vor zwei Jahren hat es angefangen – meine Weigerung zu essen, die Konzentration. Eben das alles.«

Rebecca dachte an die Unterhaltung, die sie damals mit angehört hatte. Ihre Eltern hatten nicht gewusst, dass sie da war. Sie war aufgestanden, um sich ein Glas Milch zu holen und hatte sie im Dunkeln im Wohnzimmer reden hören. Sie hatten über das Baby gesprochen, das ihre Mutter bekommen würde, das sie aber nicht bekommen wollte. Auch Rebecca hatte nicht gewollt, dass sie es bekam. Die Leute würden sich über sie alle lustig machen! Sie würden denken, Rebecca sei schon zu alt, um noch ein Baby als Geschwisterchen zu haben, Oliver war genug. Ihre Mutter war zu alt. Die Leute würden sie auslachen.

Aber sie hatten es nicht getan. Als Hannah geboren wurde, hieß sie alle Welt willkommen. Die Verwandten hatten geschmunzelt und Geschenke gebracht. Und Rebecca konnte kaum glauben, dass es dieses Baby war, das ihre Mutter einst abgelehnt hatte. Stattdessen verbrachte sie einen Großteil ihrer Zeit damit, das Baby zu umsorgen.

Sie fütterte es, sprach mit ihm und lächelte es an. Das Baby, nicht Rebecca.

Aber das war lange her. Rebecca wusste nicht mehr genau, wann sie das Interesse am Essen verloren hatte. Es war wie mit dem Einschlafen – wer weiß schon genau, wann er einschläft? Es passierte einfach irgendwann. Nach einiger Zeit interessierte sie sich mehr und mehr dafür, was die Leute so aßen und wie sie aßen.

Sie fand das Thema immer noch spannend. Die meiste Zeit des Tages dachte sie ans Essen und daran, wie man es vermeiden konnte und was für ein gutes, erleichterndes Gefühl es war, nichts zu essen.

Natürlich wusste sie, dass sie manchmal etwas essen musste. Man wird krank, wenn man nichts mehr isst. Das war ihr klar. Also nahm sie sich vor, jeden Tag zumindest zwei Dinge zu essen.

Bevor sie einschlief, dachte Rebecca an die zwei Dinge, die sie morgen essen wollte – eine Scheibe Käse und ein Stück Brot, vielleicht auch einen Apfel statt der Scheibe Käse.

Oder vielleicht würde sie einen Farbentag einlegen.

Ja, entschied sie, ein Farbentag war das Richtige. Wie wär's mit grün? Blau war zu traurig.

Ja, grün, das war's.

»Becky, iss doch ein paar Cornflakes. Was zum Teufel machst du denn da?«

Rebecca schnitt ihren Salat in kleine Stücke. Sie konzentrierte sich ganz darauf. Es war nicht schwer. Zehn Stück Salat auf einem weißen Teller.

»Ich schneide Salat. Mum, du sagst doch immer zu Oliver, wir sollen Vitamine essen …«

»Aber doch nicht zum Frühstück. Oh, Mist, Hannah hat ihre Milch verschüttet. Rebecca, du solltest was Vernünftiges frühstücken. Du wirst zu dünn, es ist nicht gut für ein junges Mädchen, nur Salat zum Frühstück zu essen. Komm, nimm dir ein ordentliches Pausenbrot mit!«

Rebecca kaute langsam ihren Salat.

Achtunddreißigeinhalb Kilo!

Jetzt, wo sie gelernt hatte sich zu beherrschen, fiel es ihr nicht mehr so schwer. Sie nahm einen grünen Apfel als Pausenbrot mit und am Abend würde sie Brokkoli essen. **Es war alles ganz einfach! Und sie war nicht zu schlank, noch nicht.**

Ihre Mutter war vollauf mit Hannah beschäftigt und hatte Rebeccas Pausenbrot ganz vergessen. So kam sie nur mit einem Apfel davon.

Wieder ein Pfund weniger!

Rebecca zog ihren Rock hoch. Er rutschte zu leicht, sie würde ihn enger machen müssen. Sie liebte dieses lockere Gefühl. Sogar ihre Socken fühlten sich heute locker an.

Jessie traf Rebecca am Schuleingang. Sie grinste. »Ich

wette, du hast die Mathehausaufgabe heute wieder vergessen. Stimmt's?«

»Nein«, antwortete sie. »Alles erledigt, Jess.«

»Dein Rock ist zu weit, Becky. Wenn du nicht meine beste Freundin wärst, würde ich sagen, du siehst ziemlich schlampig aus.«

»Du bist doch nur eifersüchtig. Wenn du nicht meine beste Freundin wärst, würde ich dir empfehlen, eine Diät zu machen«, grinste Rebecca.

»Auf keinen Fall! Die meisten Kids, die ich kenne, sind auf Diät. Die spinnen doch! Überall auf der Welt verhungern Kinder, und hier machen sie Diät! Die Welt ist echt verrückt, Becky. Komm, es klingelt schon!«

Rebecca fand es heute Morgen schwierig, sich auf den Unterricht zu konzentrieren.

Sie fühlte sich wunderbar leicht, aber gleichzeitig auch ziemlich leer im Kopf. Sie durfte dem Gefühl nicht nachgeben. Sie vermied es, Jessie anzusehen, die herzhaft in ihr Pausenbrot biss: ein Sandwich mit Salat und ein Stück Schokoladenkuchen. Rebecca aß ihren Apfel so langsam sie konnte, kaute jeden Bissen neunmal, bevor sie ihn hinunterschluckte.

»Wollen wir morgen bowlen gehen?«, fragte Jessie und versprühte Krümel von Schokoladenkuchen.

»Gern. Nach dem Mittagessen? Ich treff dich dort um eins.«

Ja, das war gut so. Dann konnte sie ihrer Mutter sagen, sie würde mit Jessie Mittag essen.

Rebeccas Leben war inzwischen ziemlich kompliziert. Sie

musste so viel planen, so viel überlegen. Und um das alles zu planen, musste sie eine Menge Lügen erzählen.

Morgens halb acht. Aufstehen. Wiegen.

Achtunddreißig Kilo!

Eine Tasse Kaffee mit Magermilch. Anziehen. Das schöne Gefühl locker herabhängender Kleider. Hannah füttern und nicht an das schleimige Zeugs auf ihrem Löffel denken.

Rebecca half ihrer Mutter beim Abspülen. Leicht wie eine Feder und mit freien Bewegungen sortierte sie weißes und buntes Geschirr auseinander. Ich könnte heute einen weißen Tag einlegen, sang sie still vor sich hin. Nein, geht nicht, ich hatte ja schon Kaffee mit Magermilch. Also wird es ein brauner Tag. Braunes Brot. Braune Kekse. Nein, lieber nicht, Kekse haben zu viele Kalorien. **Achtunddreißig Kilo! Ein Pfund Fett am Tag weniger!**

»Becky, ich finde, **du wirst zu dünn**«, sagte ihre Mutter besorgt.

»Ach woher, Mum.«

»Doch, wirklich, Liebes. Okay, du hast einen schlanken Körperbau, so wie ich, aber … Becky, wie viel wiegst du?«

Rebecca wich dem Blick ihrer Mutter aus. »Och, ich weiß nicht«, log sie.

»Vielleicht sollte ich mal mit dir zum Arzt gehen. Aber mit Oliver und dem Baby …«

»Ist doch nicht nötig, Mum! Du hast so schon genug am Hals.«

»Ich weiß nicht. Du bist neuerdings so seltsam, Becky. Was ist eigentlich mit Jessie? Ich hab sie schon lange nicht mehr gesehen. Sie ist doch noch deine beste Freundin?«

»Ja, klar. Nur, leider stopft sie sich die ganze Zeit voll. Wird fett wie 'ne Kuh. Stell dir vor, es macht ihr noch nicht mal was aus!«

»Aber sie ist doch nicht fett, Becky! Vielleicht ein bisschen mollig, aber nicht fett.«

Rebecca holte ihre Klamotten. »Mum, ich geh jetzt bowlen. Anschließend esse ich mit Jessie in der Stadt zu Mittag. Okay? Ich zieh mich nur schnell um.«

Sie sah nicht den ernsten, besorgten Blick ihrer Mutter, das Stirnrunzeln, als ihre Mutter heute, zum ersten Mal seit Wochen, ihre schmalen, knochigen Beine sah.

»Ich mach heut einen braunen Tag«, sang Rebecca heimlich, während sie ihre Jeans anzog. Sie hing lose an ihr herunter, herrlich locker. Sie würde sich bald eine neue Jeans kaufen. Am Anfang wird sie wohl sehr eng sein, dachte sie, aber mit der Zeit ... Und wenn ich ein weites Oberteil dazu anziehe, merkt Mutter nichts. Nicht dass ich zu dünn bin, überhaupt nicht. **Und diese Jessie ist wirklich eine fette Kuh. Sogar Mum ist,** genau betrachtet, **dick.** Zu viel Speck überall. Auch **Oliver ist schon dick und Dad hat sogar einen richtigen Bauch.** Auch **Hannah ist schon fett wie 'ne Raupe.** Nachdem sie jedes Familienmitglied ›abgeurteilt‹ hatte, lief sie schnurstracks zu Jess zur Bowlingbahn.

Während sie auf Jessie wartete, dachte sie über ihre Mutter nach und über ihren Vorschlag mit dem Arztbesuch. Sie wird das wieder vergessen, entschied sie. Dr. Ryan aufzusuchen war das Letzte, was sie wollte. Er würde sicher wieder nur Ärger machen. Er würde merken, dass ihre Sachen zu weit waren, sie auf die Waage stellen und behaupten, sie sei zu leicht, obwohl sie doch wusste, dass sie noch immer zu viel wog.

Dann tauchte Jess auf und strich sich einen Rest Eiscreme aus dem Haar. Erdbeereis. Rebecca konnte es riechen. Sie liebte Erdbeereis. Aber es dauerte nicht lange, dann hatte sie sich wieder unter Kontrolle.

»Stell dir vor, Asfid hat mich gefragt, ob ich mit ihm ins Kino gehen will, und ich hab Ja gesagt. Wir gehen nächsten Samstag hin! Es ist kaum zu glauben! Du weißt doch, ich baggere ihn schon seit einer Ewigkeit an, nur hatte er kein Interesse – bis heute.«

»Gehen wir«, sagte Rebecca.

Das leichte Gefühl kam wieder über sie, als sie anfingen zu spielen. Die Kugel war schwer. Sehr schwer. **Aber sie fühlte sich leicht.** Heute ist ein brauner Tag, erinnerte sie sich und schob die dritte Kugel an. Braun.

Dann fiel sie in Ohnmacht.

Kapitel zwei

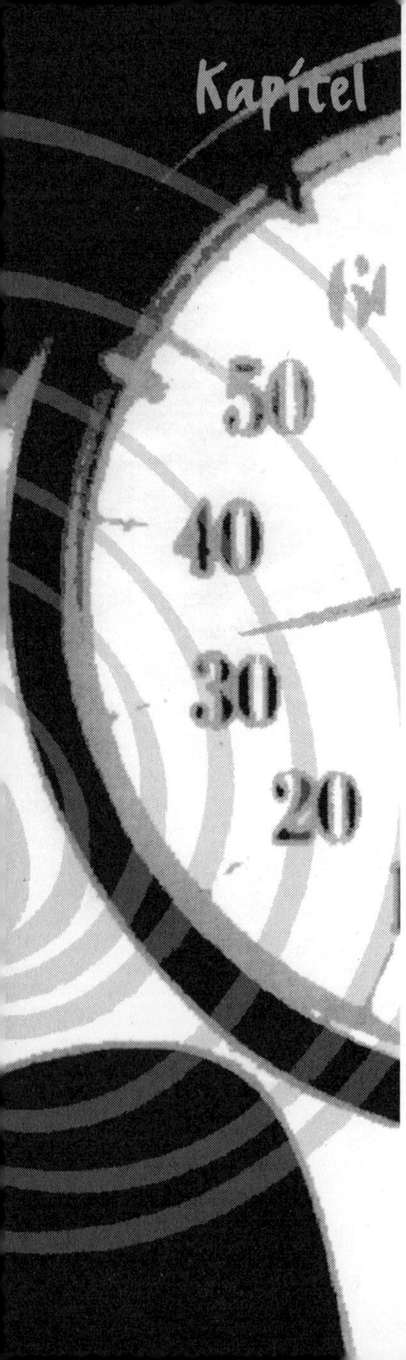

Rebecca zwang sich, die Augen zu öffnen.

Einen Augenblick lang wusste sie nicht, wo sie war. Sie lag auf einer Bank. Jemand hatte ihr ein Kissen unter den Kopf gelegt und sie zugedeckt.

Sie sah Jessies besorgtes Gesicht über sich auftauchen, daneben andere, fremde Gesichter. Sie wollte sich aufrichten, aber sie war zu schwach und fiel auf das Kissen zurück.

»Was ist passiert?«, fragte sie.

»Du bist plötzlich umgekippt, einfach so. Ein Glück, dass du dir nicht den Schädel aufgeschlagen hast!«, erzählte Jessie mit einem Stirnrunzeln. »Du hast wieder nichts gegessen, das ist es. Ich wusste doch, dass dir die Sache langsam aus der Hand gleitet. Jedenfalls hab ich deinen Dad angerufen, er kommt gleich.«

»Was hast du getan?«, stöhnte Rebecca.

»Deinen Vater angerufen. Wie willst du denn sonst nach Hause kommen? Ich meine, du bist zwar federleicht, ich hätte dich ohne Probleme auf dem Buckel nach Hause schleppen können, aber ich weiß nicht, ob dir das so angenehm gewesen wäre.«

Rebecca bekam Angst. Sie setzte sich; sie fühlte sich schwach und zittrig. Nicht so frei und leicht wie sonst. Sie war sauer, **sauer auf ihren Körper, der sie im Stich gelassen hatte**. Vielleicht hätte sie doch heute Morgen etwas Brot essen sollen. Jetzt fiel es ihr wieder ein: Es sollte ein brauner Tag werden. Nun würde es wohl eher ein schwarzer Tag für sie, zumindest, wenn ihr Vater wütend wurde, wenn er verstand, was wirklich los war.

Aber er war nicht wütend, nur besorgt.

»Was ist denn passiert? Wie geht's dir, Becky?«

Rebecca lächelte und hoffte, dass es halbwegs natürlich wirkte. »Es geht schon wieder, Dad. Tut mir Leid, ich muss irgendwie … umgekippt sein oder so.«

»Sie isst nichts, Mr Massoni. Sehen Sie sie doch bloß an, sie ist nur noch Haut und Knochen! Ich sag ihr immer wieder, dass sie spinnt, in der Schule isst sie den ganzen Tag fast gar nichts, kein Wunder, dass sie zusammengeklappt ist. Ich wette, sie hat vorhin wieder nichts zu Mittag gegessen.«

»Nein, sie ist vor dem Mittagessen gegangen. Wir dachten, sie würde mit dir zusammen Mittag essen, Jess.«

»Von wegen! Das wäre das erste Mal, dass sie mit jemandem essen gehen würde!«

Rebeccas Vater sah seine Tochter aufmerksam an – sorgfältiger als in den letzten Monaten.

»Du siehst schlimm aus, Becky. Was hat das denn zu bedeuten, dass du nichts essen willst? Wir müssen darüber reden. Aber nicht hier, sondern zu Hause. Komm. Kannst du allein gehen? Jess, du kannst mitfahren. Ich lass dich unterwegs raus, wenn du willst.«

»Nein, danke. Ich möchte mitkommen, wenn ich darf. Ich will mit Ihrer Frau sprechen.«

Rebecca erhob sich schwankend. »Nein, Dad, lass sie unterwegs raus. Es geht mir schon wieder gut. Ich brauche nur ein bisschen Ruhe.«

Ihr Vater sah nachdenklich aus. »Nein, Jess soll ruhig mitkommen. Ich habe den Eindruck, wir müssen mal ein ernstes Wort miteinander reden, mein Kind.«

Während der Heimfahrt sagte Rebecca kein Wort. Jessie redete dafür umso mehr. »Wissen Sie, Mr Massoni, ich mache mir schon seit langem Sorgen um Becky. Sie ist so dürr. Wenn sie in der Mittagspause überhaupt was isst, dann höchstens einen Apfel – manchmal auch nur einen halben. Ich habe meiner Mum davon erzählt, und sie wollte schon mit Ihrer Frau darüber sprechen, aber dann hat sie's doch nicht getan. Sie wollte sich nicht einmischen. Aber ich hätte es richtig gefunden. Deshalb möchte ich selbst mit Ihrer Frau sprechen. Ich glaub nämlich, mit Becky stimmt etwas nicht. Vielleicht hat es was mit dieser blöden Werbung zu tun, all die schlanken Models, die man im Fernsehen sieht und so. Das bewirkt doch, dass manche mit ihrem Körper nicht mehr zufrieden sind. Jedenfalls hab ich das mal irgendwo gelesen. Ich schätze, das ist es, was Becky hat –

Magersucht.

Die soll zurzeit ziemlich verbreitet sein, hab ich gehört. Ich finde, sie sollte mal zum Arzt.«

Das alles sagte Jessie, und als sie zu Hause bei Massonis ankamen, wiederholte sie es vor Rebeccas Mutter noch einmal – das und noch mehr.

Mrs Massoni saß da, mit dem Baby auf dem Schoß, und hörte Jessie aufmerksam zu. Schweigend starrte sie Rebecca an. Die hätte ihre Freundin Jessie am liebsten vergiftet, und wenn Blicke töten könnten, wäre Jessie wohl nicht mehr aufgestanden.

»Ich verstehe das nicht«, sagte Rebeccas Mutter schließlich. »Becky, ich hab dir doch schon so oft gesagt, du bist zu dünn. Ich habe dich immer wieder gebeten, dir ein ordentliches Pausenbrot in die Schule mitzunehmen. Gestern hat sie Salat zum Frühstück gegessen, Jessie – Salat! Während Oliver drei Teller Cornflakes und Toast gegessen hat. Was ist los mit dir, Becky? Um Himmels willen, sag endlich was!«

»Was soll ich da schon sagen?«, brummte Rebecca. »So viel Aufhebens – wegen nichts und wieder nichts. Nur weil ich einmal in Ohnmacht gefallen bin. Das kann doch jedem mal passieren.«

»Aber keinem Mädchen mit vierzehn Jahren, wenn es einigermaßen gesund ist«, sagte ihre Mutter. »Machst du mal bitte Tee, Brad? Und da hinten in der Büchse ist noch ein Rest Kuchen. Ich bring nur schnell Hannah ins Bett.«

Rebeccas Vater kochte Tee und bot Jessie Kuchen an. Sie grifft beherzt zu. Als er auch Rebecca ein Stück anbot, schüttelte sie verneinend den Kopf.

»Sehen Sie, was ich meine, Mr Massoni? Sie hat nichts zu Mittag gegessen, zum Frühstück wahrscheinlich auch nichts, dann fällt sie in der Bowlingbahn um, aber selbst jetzt will sie immer noch nichts essen! Also, wenn das keine Magersucht ist, dann weiß ich nicht, was es sonst sein soll.«

Rebeccas Vater unterdrückte ein Lächeln. Er mochte Jessica. Für einen Augenblick wünschte er sich, seine Tochter wäre ein bisschen mehr wie sie.

»Komm, Becky, iss ein Stück Kuchen!«, bat ihr Vater sie eindringlich.

Nein, ich kann nicht, dachte Rebecca und schüttelte den Kopf. Zum einen ist er nicht braun. Vielleicht könnte ich, wenn es Schokoladenkuchen wäre und kein Zitronenkuchen, aber ich kann meinen Farbentag nicht abbrechen.

»Ich nehm stattdessen ein Stück Brot«, sagte sie und ging zum Brotschrank. Sie hatte Glück. Da lag nur weißes Brot.

»Ach nein, ich mag eigentlich doch kein Brot. Nur eine Tasse Tee. Übrigens sollte ich eigentlich noch Hausaufgaben machen. Du auch, Jess! Warum gehst du nicht heim und tust was?«

»Weil es mir hier so gut gefällt«, sagte Jessie kichernd und nahm sich noch ein Stück Zitronenkuchen.

»So, das Baby schläft jetzt«, sagte Rebeccas Mutter. Sie ließ sich erschöpft auf den Stuhl fallen und schenkte sich eine Tasse Tee ein. »Wo waren wir stehen geblieben?«

»Becky hat gesagt, sie will etwas Brot essen, aber dann hat sie sich's anders überlegt«, sagte Jessie kauend.

»Kannst du nicht einfach mal die Klappe halten, Jessica? Und so was will meine beste Freundin sein! Pfui Teufel!«, sagte Rebecca zähneknirschend.

»Ich weiß, du meinst es nicht so. In diesem Artikel, den ich gelesen habe, über die Magersucht, steht, dass Leute, die magersüchtig werden, oft auf andere böse sind. Ist verständlich. Das halt ich schon aus.«

»Magersucht?«, fragte Rebeccas Mutter. »Aber du – du hast doch keine. Man kriegt doch nicht einfach Magersucht, wie man eine Erkältung bekommt. Und außerdem, woher will Jess wissen, dass Becky magersüchtig ist? Vielleicht hat sie Probleme in der Schule, oder sie macht gerade Diät. **Magersucht? Becky doch nicht!**«

»Genau, Mum. Jessica will euch bloß gegen mich aufhetzen, nicht wahr, Jess? Was ist denn schon groß passiert? Ich bin ohnmächtig geworden – na und. Aber deswegen gleich einen auf Panik zu machen …«

»Was hast du heute gegessen, Rebecca?«

Angst kroch in ihr hoch. Wenn ihr Vater sie Rebecca nannte, war er sauer. Sie musste lügen. Schon wieder. Einen Moment lang fühlte sie sich zu schwach dazu. Aber dann hatte sie sich wieder unter Kontrolle.

»Brot – vier Scheiben. Und einen Apfel. Halt, nein, zwei. Reicht das?«

Rebeccas Mutter lächelte. Es war ein seltsam kühles Lächeln. »Zwei Äpfel? Und woher hattest du die?«

Rebecca blieb keine Zeit zu überlegen.

»Aus der Obstschale. Woher sonst?«

»Rebecca, die Äpfel haben wir bereits gestern aufgegessen. Du konntest dir also gar keinen nehmen, geschweige denn zwei. Mensch, Becky, was ist mit dir los?«

Rebecca sah sie an. Wie sie sie alle anstarrten! Irgendwie kam ihr die kleine Küche zu voll vor. All diese Gesichter, die starrenden Blicke! Schön blöd, die Geschichte mit den Äpfeln. Wie hatte sie nur so dumm sein können?

»Also, am Montag gehst du zu Dr. Ryan«, hörte sie ihre Mutter sagen. »Und ich will wissen, wie viel du wiegst. Und zwar jetzt gleich!«

Rebecca wusste, sie hatte keine Wahl. Sie trottete ins Bad, ihre Mutter dicht auf den Fersen.

»Achtunddreißig Kilo!

Mein Gott, Becky! Das ist ja lächerlich wenig!«

Quatsch, dachte Rebecca. Das ist zu viel. Viel zu viel. Sie fühlte sich müde und leer gebrannt. Anscheinend hatte sie den heutigen Tag doch nicht richtig geplant.

Ihre Mutter schob sie fast zurück in die Küche. Dann erzählte sie allen, wie wenig Rebecca wog.

Rebecca fürchtete sich schon vor morgen. Sie wusste, ihre Mutter würde wieder ein warmes Mittagessen machen, wie immer sonntags. Und sie wusste, alle würden ihr beim Essen zusehen, sogar Oliver und wahrscheinlich sogar das Baby.

Aber vor Montag hatte sie noch mehr Angst. Sie machte sich große Sorgen, was Dr. Ryan machen und was er sagen würde.

Sie half ihrem Vater beim Gemüseschneiden. Sie schälte Kartoffeln und Kürbisse, pulte Erbsen aus. Es roch nach Lammbraten – so gut, dass ihr fast die Sinne schwanden.

»Na, hast du Hunger, Becky?«, fragte ihr Vater.

Sie schluckte. Ihr Hals fühlte sich trocken, die Zunge dick und rau an.

»Nein. Nicht besonders.«

»Das ist doch lächerlich. Du hattest nur trockenes Toastbrot zum Frühstück. Und schwarzen Kaffee. Wir machen uns ernsthaft Sorgen um dich, Becky.«

So, so, dachte Rebecca. Du würdest dir wohl noch mehr Sorgen machen, wenn du wüsstest, dass der trockene Toast in der Tasche meines Morgenmantels liegt. Aber wie und wo soll ich ein warmes Mittagessen verstecken? Ich hab's! Ich füttere einfach Hannah damit! Die futtert sowieso, als gäbe es morgen nichts mehr, da kann ich ihr was von meiner Portion abgeben, das merkt doch kein Mensch.

Gleich fühlte sich Rebecca viel besser, viel leichter. Sie hatte wieder einen Plan. Und sie hatte heute Morgen nur

siebenunddreißigeinhalb Kilo

gewogen. Zur Sprechstunde bei Dr. Ryan würde sie ihre schwersten Klamotten anziehen, und sie würde sich ein paar Gewichte in die Taschen stopfen. Ein paar von den Senkblei-Gewichten ihres Vaters. Sie wusste, wo er seine Angelsachen aufbewahrte.

Auf einmal sah ihre Lage gar nicht mehr so trostlos aus.

Aber denkste! Ihre Mutter wollte ihr das Baby nicht geben.

Sie sagte: »Iss lieber selbst, Rebecca! Wir wollen es alle sehen.«

Rebecca zählte die Erbsen auf ihrem Teller. Fünfundzwanzig! Wie sollte sie es schaffen, fünfundzwanzig Erbsen zu essen – und dazu noch zwei Röstkartoffeln, ein großes Stück gerösteten Kürbis und drei Scheiben Lammbraten mit Unmengen von Bratenfett und Soße? Ihr Hals war wie zugeschnürt.

Vorsichtig schnitt sie ein Stück Lammfleisch in acht Stücke und steckte ein Stück in den Mund. Sie kaute es zwölfmal, bevor sie es hinunterschluckte. Zwölf war heute die Zahl. Also wollte sie auch zwölf Erbsen essen und dazu ein Stück Kartoffel, zwölfmal durchgekaut.

»Na, schmeckt's dir, Becky? Du musst wieder ein bisschen was auf die Rippen kriegen, Mädchen, du siehst ja aus wie die armen Hungerkinder in Afrika, du weißt schon, die aus der Zeitung. Du kennst die Bilder doch?«

Rebecca nickte stumm. Natürlich kannte sie die Bilder. Aber so wie die sah sie nicht aus, ganz und gar nicht. Sie konzentrierte sich darauf, ihr zweites Stück Lamm zwölfmal zu kauen.

Sie nahm drei Küchentücher aus der Schachtel auf dem Tisch und legte sie sich auf den Schoß. Sie wartete, bis ihre Mutter damit beschäftigt war, Hannah zu füttern und ihr Vater und Oliver über ihre Teller gebeugt saßen. Dann nahm sie eine der Kartoffeln und legte sie blitzschnell auf die Küchentücher. Bald danach kam eine Scheibe Lamm dazu. Jetzt konnte sie freier durchatmen, während sich ihre Hand unter dem Tisch um das versteckte Essen schloss.

Dann nahm sie sich die Erbsen vor. Sie versuchte eine Erbse zwölfmal zu kauen, aber nach dem vierten Mal Kauen war davon nichts mehr übrig. Also aß sie drei Erbsen; das ging ganz gut, obwohl sie sich dabei einmal heftig auf die Zunge biss.

»Sei froh, dass du eine Freundin wie Jessica hast«, meinte ihre Mutter.

»Meinst du? Ich nicht. Ich finde, sie sollte sich um ihren eigenen Kram kümmern. Ihr hab ich es zu verdanken, dass ich morgen zum Arzt muss, Unterricht versäume und womöglich nicht mehr mitkomme.«

»Na ja, aber wenn wir das mit dir nicht klären, versäumst du später doch noch viel mehr. Es muss doch irgendeinen Grund dafür geben, dass du nicht richtig essen willst,

Rebecca«, sagte ihre Mutter und sah auf Rebeccas halb vollen Teller. »Wenigstens hast du eine ganze Kartoffel und etwas Fleisch und Erbsen gegessen. Aber genug ist das trotzdem noch nicht. Sieh dir mal Olivers Teller an!«

Rebecca sah ihn sich an. Wie immer war der Teller blitzsauber – so, als hätte er ihn abgeschleckt.

»Magst du meine Kartoffel, Oliver?«

Oliver lächelte und nickte, aber ihre Mutter schüttelte den Kopf. »Nein. Die isst du bitte selbst, Becky. Jetzt gleich.«

Rebecca schnitt die Kartoffel in zwölf Teile und steckte eins davon in ihren Mund. Es fühlte sich an wie Mehl, trocken und lauwarm. Sie kaute es zwölfmal und schluckte es mit letzter Anstrengung hinunter.

»Mum, ich hab genug. Wirklich. Mir ist heute nicht so gut«, sagte sie.

»Kein Wunder! Wenn man eine Ewigkeit nichts mehr gegessen hat und dann wieder ein ordentliches Mahl zu sich nimmt, wird's einem natürlich schlecht. Dabei war das sowieso keine ordentliche Portion ... Aber meinetwegen – ich geb's auf. Gib Oliver den Rest.«

Rebecca lächelte und gab Oliver ihren Teller. Bis jetzt hab ich's ganz gut geschafft, dachte sie, als sie den Tisch abräumte. Niemand sah hin, als sie die zusammengepressten Küchentücher mit den Essensresten in den Abfalleimer warf.

Am nächsten Morgen musste Rebecca zum Arzt in die Sprechstunde gehen. Sie zog sich sorgfältig an.

Sie hatte Glück. Es war ein kühler Tag. Sie zog drei T-Shirts übereinander an, dazu ihren dicksten Sweater, eine Jeans, zwei Paar dicke Socken und Stiefel. Dann schob sie drei Bleigewichte in jede ihrer Hosentaschen.

Heute morgen hatte sie nur noch

siebenunddreißig Kilo

gewogen. Wunderbar! Jetzt, als sie fertig angezogen war, stellte sie sich noch mal auf die Waage. Neununddreißig Kilo! Noch besser!

Rebecca war enttäuscht, als ihre Mutter Hannah unterwegs in der Kinderkrippe abgab. Sie hatte gehofft, Hannah würde mitkommen und die Mutter durch ihre Anwesenheit ablenken.

Rebecca saß im Wartezimmer und tat, als würde sie eine der alten Zeitschriften dort lesen. **Ihr Magen knurrte.** Sie hoffte, ihre Mutter würde es nicht hören. Sie hatte Hunger, und das ärgerte sie, also konzentrierte sie sich auf ein Foto mit Elefanten. Heute Morgen hatte sie Glück gehabt – ihre Mutter war so sehr mit Hannah beschäftigt gewesen, dass sie nicht bemerkte, dass Rebecca gar nicht gefrühstückt hatte.

Sie hörte zu. Ihre Mutter erzählte Dr. Ryan gerade von Rebeccas Ohnmacht und wiederholte, was Jessie gesagt hatte, vor allem, dass sie in der Schule nie etwas aß.

Dr. Ryan sah Rebecca prüfend an.

»Hm … Geh bitte hinter den Wandschirm, Rebecca, und zieh dich aus. Lass nur die Unterwäsche an. Dann werden wir dich erst mal wiegen.«

Rebecca zögerte. »Muss das sein? Mir ist so kalt …«

Dr. Ryan deutete auf das Heizgerät auf dem Boden. »Es ist nicht kalt, es ist schön warm hier. Nun mach schon. Da drüben steht ein Stuhl für deine Sachen.«

Rebecca war wütend. Sie hatte keine Wahl.

Als sie ihre Jeans auf den Stuhl warf, kullerten zwei Bleigewichte aus der Hosentasche und rollten unter dem Wandschirm hindurch – Dr. Ryan vor die Füße, der sie aufhob.

»Du gehst angeln?«, fragte er. Sie mochte seinen Blick nicht – ganz und gar nicht. Sie wagte es nicht, ihrer Mutter ins Gesicht zu sehen.

»So, schauen wir mal –

siebenunddreißig Kilo!

Bitte setz dich mal auf das Bett da drüben.«

Ihre Mutter sah zu, während Dr. Ryan Rebeccas Blutdruck maß und ihr Herz abhorchte.

»Jetzt kannst du dich wieder anziehen. Und – hier sind deine Gewichte.«

Rebecca griff danach und zog sich an. Dr. Ryan schrieb eine Weile, dann lehnte er sich zurück und sah Rebecca aufmerksam an.

»Nun zu dir. Für deine Körpergröße wiegst du ungefähr zehn Kilo zu wenig. Dein Blutdruck ist zu niedrig, und ich würde sagen, du bist etwas blutarm. Ich bin ziemlich sicher, dass du Eisenmangel hast, aber um das genauer festzustellen, machen wir nachher einen Bluttest. Dein Herz klopft ziemlich stark, und du bist meiner Meinung nach zu blass, und diese Ohnmacht – das würde ganz zur Magersucht passen. Weißt du was? Ich denke, wir sollten dich in ein Krankenhaus einliefern …«

»In ein Krankenhaus? Warum …?«, begann ihre Mutter.

»Wir können Rebecca dort besser untersuchen«, meinte der Arzt ruhig. »Und ihre Essgewohnheiten überwachen. Sie ist in ziemlich schlechter Verfassung, wissen Sie. Sie haben ja mit Oliver und dem Baby alle Hände voll zu tun. Es ist einfacher so. Es ist ja nur für drei oder vier Tage.«

Übelkeit stieg in Rebecca hoch. **In ein Krankenhaus sollte sie! Und essen – unter Kontrolle! Das machte alle ihre Pläne zunichte. Keine Leichtigkeit mehr. Stattdessen Bluttests. Furchtbar!**

»Wir sehen zu, dass wir bis morgen ein Bett bekommen. In St. Carmels, wo Hannah geboren wurde. Das ist ja in ihrer Nähe. Bringen Sie Rebecca einfach morgen gegen Mittag hin. Ich sage im Krankenhaus Bescheid, gehen Sie einfach zur Rezeption. Es wird schon nicht so schlimm werden, Rebecca. Wenn alles glatt läuft, kannst du am Wochenende wieder angeln gehen.«

Rebecca mochte sie nicht – die Art, mit der Dr. Ryan ihrer Mutter zublinzelte. Sie ahnte, dass er das mit dem Angeln nicht glaubte.

Kapitel drei

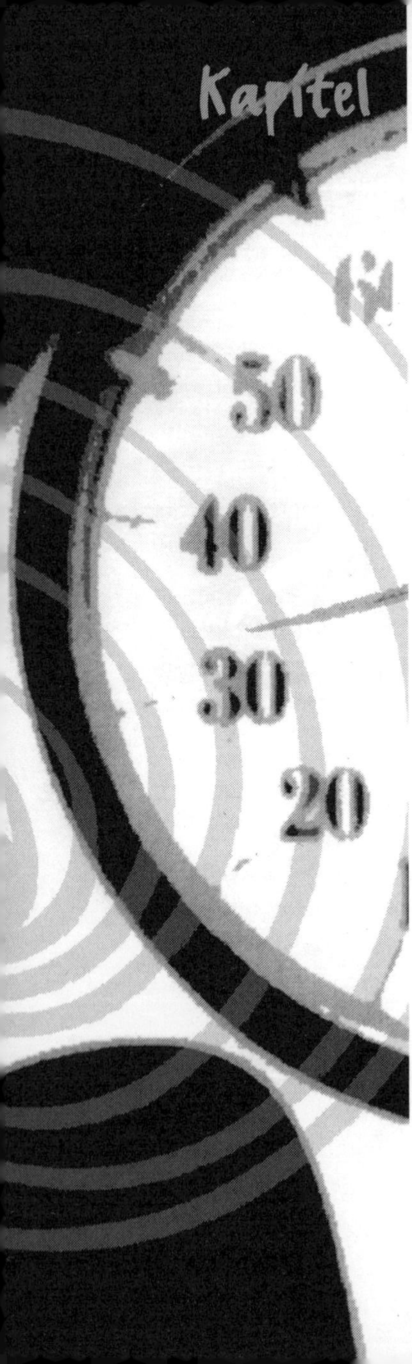

Ihr Vater fuhr Rebecca am nächsten Vormittag zu St. Carmel’s. Sie fand das alles bescheuert. Sie war doch nicht krank!

Eine Krankenschwester begleitete sie in Flügel B, und sie starrte auf das Schild an der Wand. **Abteilung für Essstörungen. Essstörungen! Sie aß doch nichts, wo war da die Störung? Das war, als würde man jemanden, der keinen Schluck Alkohol trank, als Alkoholiker bezeichnen. Einfach blöd.**

Die Krankenschwester zeigte Rebecca ihr Bett, bat sie, ihren Schlafanzug anzuziehen, und sagte ihrem Vater, die Familie könne sie noch heute Abend ab sechs Uhr besuchen.

Rebecca wagte es nicht, das Mädchen im Bett neben ihr anzuschauen. Sie fühlte sich so seltsam, so hintergangen. Dabei hatte sie es doch so gut hingekriegt! Sie war wütend auf sich selbst. Hätte sie nur am Samstag gefrühstückt – wenigstens eine Scheibe trockenen Toast –, dann wäre sie beim Bowling nicht umgefallen. Als sie an Jessie dachte, wurde sie noch wütender. Jessie und ihre große Klappe! Was jetzt passierte, war alles ihre Schuld. Wenn Jessie sie hier besuchen wollte, würde sie ihr sagen, sie solle zum Teufel gehen.

Rebeccas Vater verabschiedete sich, er musste zur Arbeit. Eine Krankenschwester trug ein Tablett herein. »Rebecca Massoni, nicht wahr?«, fragte sie lächelnd. »Hier, meine Liebe, dein Mittagessen.« Rebecca lächelte zurück. »Oh, danke, ich hab schon Mittag gegessen, bevor ich gekommen bin. Bringen Sie's jemand anderem.«

»Ich bin Schwester Scott. Nein, Rebecca, du hast noch nicht zu Mittag gegessen. Dein Vater hat gesagt –«

»Was weiß der denn schon? Er war auf Arbeit und ist nur nach Hause gekommen, um mich hierher zu bringen.«

»Nun, Mädchen, ich nehme an, deine Mutter hat es ihm gesagt.«

»Die weiß es doch auch nicht. Sie hatte so viel zu tun – mit dem Baby. Bitte, ich hab schon gegessen. Ich kann nicht mehr.«

Schwester Scott verließ das Krankenzimmer. Rebecca riskierte einen Blick auf das Mädchen im Bett nebenan. Sie hatte eine Art Tropf am Arm hängen. So was hatte sie schon mal im Fernsehen gesehen. Das Mädchen schlief fest. Gut, dachte Rebecca und wandte ihre Aufmerksamkeit wieder dem Tablett auf ihrem Schoß zu.

Salat. Ein Brötchen. Etwas, das aussah wie Gelee. Ein Glas Orangensaft. Zwei Kekse und ein Stück Käse.

Rebecca machte die Augen zu. All das war so schnell passiert. Sie hatte einfach keine Minute Zeit gehabt, etwas zu planen. Ihr Blick fiel auf den kleinen Nachttisch. Wenigstens hatte er eine Schublade. Jemand hatte einen Krug mit Wasser auf den Tisch gestellt und ein Glas. Beides war schon da, als sie kam. Da lagen ihr Schreibblock und ihr Federmäppchen. Ihre Mutter hatte gefragt, ob sie sich ein paar Bücher mitnehmen wollte, aber Rebecca hatte Nein gesagt. Sie wusste, dass sie keine Zeit zum Lesen haben würde. Nicht hier. Aber Zeit zu schreiben würde sie haben. Vielleicht ein paar selbst verfasste Gedichte. Niemand wusste, dass sie welche schrieb, das war eins ihrer vielen Geheimnisse. Wie ihre Essensplanung. Rebecca liebte ihre kleinen Geheimnisse.

Sie seufzte.

Ihr Seufzen musste das Mädchen nebenan geweckt haben. Oder es war etwas anderes. Jedenfalls stöhnte sie auch, und zwar ziemlich laut.

Rebecca sah nicht zu ihr hinüber. Was sollte sie mit diesem vollen Tablett machen? Ein bisschen hungrig war sie ja. Konzentrier dich, sagte sie sich. Etwas Salat kannst du ja essen. Versteck das Brötchen in der Schublade. Und das Fleisch auch.

Rebecca nahm von dem Salat – dreimal. Heute mache ich einen Dreier-Tag, entschied sie. Sie kaute jedes kleine Stück Salat exakt dreimal. Dann nahm sie das Brötchen, den Käse und die Kekse und rollte sie in eine Serviette. Auf einmal sagte jemand: »Das hat keinen Sinn. Sie werden es finden.«

Rebecca riss den Kopf herum und starrte das Mädchen an. Sie sah schrecklich aus. Ihre Haut war ganz grau und ihre Arme waren mager wie die von einem Skelett. Die ist noch weiter gegangen als ich, dachte Rebecca. Das passiert mir nicht. Ich habe mich besser unter Kontrolle.

»Sie werden es finden. Verlass dich drauf«, sagte das Mädchen. »Scott findet alles. Ich weiß es, ich hab's auch probiert. Du hast Glück, du hast deinen eigenen Schlafanzug an. Ich muss diese Art Morgenmantel tragen – ohne Taschen!«

»Ach so …«, begann Rebecca. Sie wusste nicht, was sie weiter sagen sollte.

»Ich bin Sharon. Sharon Fisher. Wie heißt du?«

»Rebecca.«

»Bist du Jüdin? Ich hab eine Freundin, die Rebecca heißt. Sie ist Jüdin.«

»Nein. Mein Nachname ist Massoni. Meine Großeltern sind Italiener. Aber das ist jetzt auch egal«, sagte Rebecca mürrisch.

»Du hast ganz Recht. Ich will auch am liebsten raus hier, aber glaub mir, das ist schwer. Sie beobachten alles, was du tust. Einfach alles. Sie gehen sogar mit mir auf die Toilette.«

Rebeccas Augen wurden riesengroß. »Auf die Toilette? Warum?«

»Natürlich weil sie denken, ich kotze.«

»Aber – warum solltest du das tun? Was hast du?«

»Man nennt es Bulimie. Eine Modekrankheit. Du isst, so viel du willst, steckst dir den Finger in den Hals und kotzt alles wieder raus!«

»Klingt schrecklich!«, sagte Rebecca leise.

»So schlimm ist es nicht. Besser als Hungern. Aber gestern haben sie mich dabei erwischt und mich an diesen Tropf gehängt. Sie wollen mich erst wieder abhängen, wenn ich vier Kilo zugenommen habe. Vier Kilo! Niemals! Aber andererseits will ich so schnell es geht hier raus. Eine verzwickte Sache, das kannst du mir glauben!«

Rebecca glaubte ihr.

»Und was ist dein Problem, Rebecca? Magersucht?«

»Ich glaube nicht, auch wenn meine frühere beste Freundin das sagt. Ich esse einfach nicht gern. Na ja, eigentlich schon, aber ...« Rebecca verstummte.

»Tanzt du Ballett?«

»Ballett? Nein. Warum? Du?«

»Ja. Und sobald ich hier raus bin, will ich damit weitermachen. Ich war gut, sogar sehr gut. Aber dann haben sie gesagt, ich werde zu dick. Also hab ich abgenommen, aber dann haben sie mich hierher gebracht, weil ich bei den Proben ein paarmal umgefallen bin. Einfach blöd! Sie haben gesagt, ich bin unterernährt. Und jetzt krieg ich Vitamine durch diesen Tropf hier – ist alles sehr kompliziert. Auf jeden Fall: Versteck das Essen lieber nicht, das gibt nur Ärger. Sie kontrollieren die Schublade, schauen unter deine Matratze und unters Bett. Einfach überall hin.«

Rebecca war entsetzt. »Was soll ich denn damit machen? Ich kann das unmöglich alles essen. Davon wird mir nur schlecht.«

»Wahrscheinlich hast du Recht. Das Badezimmer ist da drüben, hinter der Tür. Wenigstens kannst du dich frei bewegen! Ich nicht, nicht mit diesem Ding da. Ich hatte eins, mit dem ich mich bewegen konnte, aber sie haben es aus–getauscht.«

Rebecca starrte auf ihr Essen. Sorgfältig schnitt sie das Fleisch in drei Teile – sie erinnerte sich, es sollte ein Dreier-Tag sein –, nahm ein Stück und kaute es dreimal hintereinander. Dann wartete sie eine Weile und kaute es noch dreimal.

Das ist nicht gemogelt, dachte sie. Ich habe ja zwischendurch eine Pause gemacht.

Sie trank drei Schluck Orangensaft und aß langsam drei Löffel voll von dem Gelee.

»Wie viel wiegst du?«, fragte Sharon.

»Siebenunddreißig. Und du?«

»Achtunddreißig, stell dir vor. Genau das richtige Gewicht für eine Balletttänzerin. Denke ich jedenfalls. Und so soll es auch bleiben. Na ja, vielleicht muss ich wirklich die vier Kilo zunehmen, um hier rauszukommen, aber ich sehe zu, dass ich sie wieder runterkriege. Da können die gar nichts dagegen machen!«

Rebecca musste aufs Klo. Sie schob das Tablett beiseite und stieg aus dem Bett.

»Hast du's gut! Jetzt wirst du's ja wieder los!«, sagte Sharon.

Bloß nicht, dachte Rebecca. So blöd bin ich nicht. Sie ging schnell zur Toilette und war genauso rasch wieder im Bett, aber da stand schon Schwester Scott und schaute auf ihr Tablett.

»Komm, iss etwas mehr, Rebecca. Oh, Sharon, du bist schon wach. Magst du etwas essen?«

»Nein. Dieser Tropf hier genügt mir, danke. Vielleicht etwas Tee heute Abend? Und dazu was richtig Fettes, wissen Sie, damit ich bald wieder draußen bin. Vielleicht panierten Fisch mit Pommes?«

Schwester Scott bat noch einmal: »Rebecca? Willst du nicht noch etwas essen? Und was ist da in deiner Serviette? Mach das bloß nicht noch mal …!«

Das wird nicht leicht, dachte Rebecca. **Ich muss mir was einfallen lassen – und zwar schnell.**

Am Nachmittag wurde Rebeccas Blut getestet. Dann brachte ihr Schwester Scott Milch und ein Stück Kuchen zum Tee.

»Ich esse nachmittags nie etwas«, meinte Rebecca. »Das ist nur etwas für alte Damen.« Sie wollte der Krankenschwester das Tablett zurückgeben.

»Und für unterernährte junge«, erwiderte die Schwester. »Iss etwas, du hast ja schon kaum etwas zu Mittag gegessen. Der Herr Doktor wird nicht gerade erfreut sein, wenn er das hört.«

Rebecca seufzte und starrte auf den Kuchen. Sie sah einen Klecks Erdbeermarmelade aus der Seite tropfen.

»Hier, Sharon. Du bekommst auch ein Stück«, sagte Schwester Scott.

»Aber ich hab doch schon den Tropf! Wer braucht denn zwei Sachen auf einmal?«, fragte Sharon.

»Du.«

»Vielleicht sollte ich wirklich«, meinte Sharon, nachdem die Schwester gegangen war. »Sonst nehme ich ja nie so viel zu, dass sie mich hier rauslassen. Schließlich ist es ja nur ein Stück. Früher, als ich noch gefuttert habe wie ein Schwein, waren es oft zehn – mit Marmelade und Sahne drauf!«

»Zehn!«, rief Rebecca entsetzt. »Da würde mir garantiert schlecht!«

»Wurde es mir ja auch«, sagte Sharon und biss in ihren Kuchen.

»Willst du meinen?«, fragte Rebecca.

»Lieber nicht. Iss ihn lieber selbst. Den Tee kannst du wegschütten, aber den Kuchen nicht.«

Rebecca seufzte abermals und schnitt ihr Stück Kuchen in drei Teile. Dann nahm sie eins der Stücke in den Mund und kaute es dreimal. Es schmeckte gut, also versuchte sie sich zu konzentrieren, bis es nach nichts mehr schmeckte.

Dann trank sie drei Schluck Milch.

»Wie lange bist du schon hier?«, fragte sie Sharon.

»Drei Wochen. Drei verdammt lange Wochen! Ich habe in der Zeit ein Kilo zugenommen, aber das reicht diesen Wachhunden nicht. Und obendrein verlier ich meine ganze Beweglichkeit! Es wird ewig dauern, bis ich sie wiederhabe. Ich habe versucht, ein bisschen Barrenarbeit im Flur zu machen, aber dann haben sie mir diesen Tropf verpasst.«

»Barrenarbeit?«

»Üben. Ballettübungen. Sorry, ich hab ganz vergessen, das kannst du ja nicht wissen. Normalerweise müssen Balletttänzer nämlich wenigstens vier Stunden täglich üben. Ich muss also 'ne Menge nachholen, wenn ich hier rauskomme. Da ist es wohl besser, ich sehe zu, dass ich möglichst rasch zunehme. Aber es ist so schwer. Stell dir vor, ich kann mich kaum bewegen, ich muss sogar eine Bettpfanne benutzen.«

»Kriegst du oft Besuch?«

»Nein, nicht sehr oft. Meine Tante kommt manchmal … oder ein paar Mädels vom Ballett. Mum und Dad wohnen auf dem Land, verstehst du. Ich wohne bei meiner Tante. Sie ist cool, sie tanzt auch Ballett. Jetzt spielt sie aber mehr Charakterrollen, verstehst du?«

Rebecca verstand es nicht so ganz, aber sie schämte sich, nachzufragen.

»Draußen auf dem Land gab es keine Ballettschule. Deshalb bin ich hergezogen. Meine Tante ist in Ordnung, sie lässt mich in Ruhe. Na ja, nicht was das Üben und den Beruf angeht, aber in puncto Essen. Sie weiß, dass ich mein Gewicht niedrig halten muss. Warum machst du's? Ich meine, Ballett tanzt du ja nicht …«

Rebecca war verlegen. »Aus keinem besonderen Grund. Es ist nur … Ich bin halt lieber dünn. Das ist alles. Ich mag das Gefühl …«

»Ach so, verstehe. Mach dir nichts draus. Sie fragen einen hier immer wieder nach dem Grund. Obwohl, wenn ich mir's genau überlege, solltest du dir vielleicht doch Gedanken machen. Falls sie dich fragen. Denk dir was aus. Bist du zu Hause unglücklich?«

»Nein. Eigentlich nicht.«

»Ist es die Schule?«

»Nein. Die schon gar nicht.«

»Denk mal drüber nach. Vielleicht bist du ja als Kind sexuell missbraucht worden. Kommt ziemlich häufig vor, hab ich gelesen.«

»Nein. Echt nicht. In unserer Familie nicht.«

»Na gut. Dann werden sie vielleicht denken, dass du zwanghaft bist oder so. Sie sagen ziemlich viel über einen.«

Oh Gott, dachte Rebecca. Wo bin ich da bloß hingeraten?

Am Abend kamen Rebeccas Eltern zu Besuch, ohne Oliver und Hannah. Komisch, mit ihnen allein zu sein, dachte Rebecca, als sie pünktlich um sechs Uhr ins Zimmer kamen. Ich hab sie so lange nicht mehr allein gesehen – seit Hannahs Geburt nicht mehr ...

»Becky, was ist nur los mit dir?« Die sorgenvolle Frage ihrer Mutter platzte mitten in Rebeccas trübe Gedanken.

»Nichts, Mum. Ich weiß wirklich nicht, warum ich überhaupt hier bin. Das liegt nur an Jessica, dieser theatralischen Zicke.«

»Von wegen theatralisch. Sie sagen, du hast heute fast nichts gegessen. Warum nicht? Was soll denn das, Rebecca?«

Rebecca wusste nicht, was sie sagen sollte. Sie fühlte sich viel zu dick. Sie hatte doch gar nicht so wenig zu sich genommen – drei Löffel Suppe, drei Happen Fleisch, drei Bissen Brötchen und drei Schluck Orangensaft.

Sharons Bett verschwand hinter einem Wandschirm. Man wechselte ihren Tropf und gab ihr die Bettpfanne zum

Pinkeln. Rebecca nahm an, sie hatte damit extra bis zur Besuchszeit gewartet, damit niemand sie sah. Dann jedoch dachte sie, vielleicht stellen sie immer den Wandschirm davor, wenn jemand die Bettpfanne benutzt.

Es wirkte so unpersönlich und doch auch wieder sehr persönlich.

Rebecca war verwirrt. Am liebsten wäre sie einfach mit ihren Eltern nach Hause gegangen. Jetzt. Sofort.

»Wir sprechen morgen mit Dr. Ryan. Er wird nicht hierher kommen, Becky. Hier haben sie spezielle Fachärzte. Aber sie werden ihm mitteilen, was los ist. Du musst unbedingt mehr essen! Ich weiß nicht, was ich machen soll, aber Hannah und Oliver brauchen mich doch auch ...«

»**Deine Mutter hat wirklich schon genug um die Ohren.**«, fuhr ihr Vater fort. »Und jetzt auch noch das! Nicht, dass du krank wärst oder so. Stattdessen hast du dir das alles bloß ausgedacht.«

Rebecca hätte schreien können. In diesem Ton hatte ihr Vater noch nie mit ihr gesprochen.

»Es ist einfach lächerlich«, fuhr er fort. »Wir haben uns um Hannah und Oliver zu kümmern, ich habe Probleme auf der Arbeit, kann sein, dass sie mich versetzen oder entlassen, wer weiß, und jetzt das ...«

»Schau, Becky«, meinte ihre Mutter bittend, »du musst doch einfach nur essen! Ist denn das so schwer? Denk an die hungernden Kinder in Afrika ...«

»Hör auf, Mum! **Ich will nicht ... Ich will nicht essen ...** Ich meine, eigentlich schon, aber **... es geht nicht! Ich ... kann nicht!**«

»Natürlich kannst du, Rebecca«, sagte ihr Vater. »Wie gesagt, du hast dir das alles nur ausgedacht. Und jetzt musst du es ausbaden – und wir mit. **Was können wir denn dafür, dass du nicht ordentlich isst? Und womit haben wir das verdient?**«

Rebecca unterdrückte ihre Tränen. Sie brachte kein Wort heraus. Natürlich konnten sie nichts dafür. Aber sie selbst schließlich auch nicht.

»Dr. Ryan hat gesagt, du hast zehn Kilo zu wenig! Becky, so kann das nicht weitergehen ... Ich hätte es sehen müssen ... aber mit Hannah und den Problemen, die dein Vater gerade in der Firma hat ...«

»Mach dir keine Vorwürfe!«, sagte ihr Vater und legte den Arm um die Schulter seiner Frau. »Es ist nicht deine Schuld, Josie. Und meine auch nicht.«

Rebeccas Tränen versiegten. Das Bild ihrer Eltern, die einander umarmten, schwamm vor ihren feuchten Augen. Dabei war sie es doch, die im Krankenhaus lag und Trost brauchte. Aber sie bekam statt Trost nur Vorwürfe zu hören.

»Wir müssen jetzt leider gehen, Rebecca. Wir kommen morgen wieder. Wenn wir mit Dr. Ryan und dem zuständigen Arzt hier gesprochen haben. Er wird uns das Ergebnis der Blutprobe mitteilen. Ich würde dir so gern etwas Obst mitbringen oder ein Stück Kuchen ...«

Ihre Mutter begann zu weinen.

»Geht nur, ich bin müde«, log Rebecca. »Bis morgen.«

»Die Krankenschwester hat gesagt, du kannst zum Frühstück bekommen, was du möchtest. Sie meinte ...«

»Schon gut, Mum. Geh nur. Hannah und Oliver warten sicher schon auf dich. Mir geht's gut, und ich werde bestimmt in ein paar Tagen entlassen. Dann braucht ihr euch um mich keine Sorgen mehr zu machen.«

»Oh, Becky! Was ist nur passiert …?«

Sie küsste Rebeccas Wange. Als beide, Vater und Mutter, Arm in Arm das Krankenzimmer verließen, schien ihr Vater besorgter um seine Frau als um sie selbst zu sein. Er hatte sich nicht einmal von ihr verabschiedet.

Als sie gegangen waren, schob Sharon den Wandvorhang zur Seite.

Sie sagte: »Da hast du's! Kein bisschen Verständnis für dich und deine Probleme! Und dann der Quatsch mit den Kindern aus Afrika … Warte nur, bis du den Sozialarbeiter kennen lernst! Andererseits klangen sie ganz o. k. Ich hab sie durch den Vorhang beobachtet. Dein Dad sieht ja richtig gut aus! Deine Mum ist ein bisschen mollig, aber nicht allzu sehr für eine Frau, die drei Kinder auf die Welt gebracht hat. Sie könnte allerdings ein bisschen was für ihre Form tun – Bauch und Hals straffen. Ihre Beine hab ich nicht sehen können.«

Rebecca starrte Sharon an. »Sie ist **meine Mutter**! Was geht es dich an, ob sie mollig ist, wie du dich auszudrücken beliebst, oder nicht? Sie ist meine Mum – und keine Balletttänzerin!«

»Schon gut. Und ich werde wahrscheinlich auch keine mehr, wenn ich nicht bald hier rauskomme! Ich habe eine wichtige Entscheidung getroffen. Ich nehm jetzt zu auf Teufel komm raus, damit ich so bald wie möglich hier abhauen darf. Dann sehen wir weiter. Schade, dass du meine Tante nicht kennen lernen kannst, aber sie muss heute Abend tanzen. Vielleicht siehst du sie in ein paar Tagen. Sie ist gut drauf! Ich werde jetzt schlafen. Wenn nicht bald jemand die Bettpfanne holt, schlaf ich noch drauf ein.«

Rebecca hörte einen hellen Klang. Schwester Scott hatte ihr gesagt, sie solle auf die Klingel neben ihrem Bett drücken, wenn sie etwas brauchte. Offenbar hatte Sharon gerade auf die ihre gedrückt.

Rebecca machte die Augen zu. Eine Krankenschwester kam herein und kümmerte sich um Sharon.

Später, als Sharon friedlich schnarchte, setzte sich Rebecca aufrecht hin. Sie nahm ihren Kugelschreiber und schrieb:

Warst du je allein,
ohne Ruder wie ein steuerloses Schiff,
weit draußen am Riff,
die Welt in dir öd und leer,
die Welt draußen noch viel mehr?
Wie 'ne hauchdünne Klinge
auf dem schmalen Grat
zwischen Leben und Tod,
steh' – oder springe.

Leute sprechen, aber sie hören
dir nicht zu,
du hörst sie reden, aber findest

keine Ruh',
die Stille, sie wird immer größer
zwischen deiner Welt und ihrer,
du weißt nicht, was sollst du tun,
weil das Leben für dich nur das
Leben ist.
Was ist falsch, was ist richtig,
was ist dumm, was ist wichtig,
oft findet man seinen Weg
nicht mehr,
Die Leute reden und gehen,
und sie lassen dich stehen,
ihre Schritte verhallen,
schon bist du gefallen
in die Hölle, die du selbst gemacht,
und die Menge – sie steht nur
und lacht.

Rebecca las noch einmal, was sie geschrieben hatte. Nein, dachte sie, **meine Hölle ist nicht selbst gemacht!**

Warum habe ich das nur geschrieben?

Die Nachtschwester kam herein, legte das Gedicht auf Rebeccas Nachttisch und knipste ihre Nachttischlampe aus.

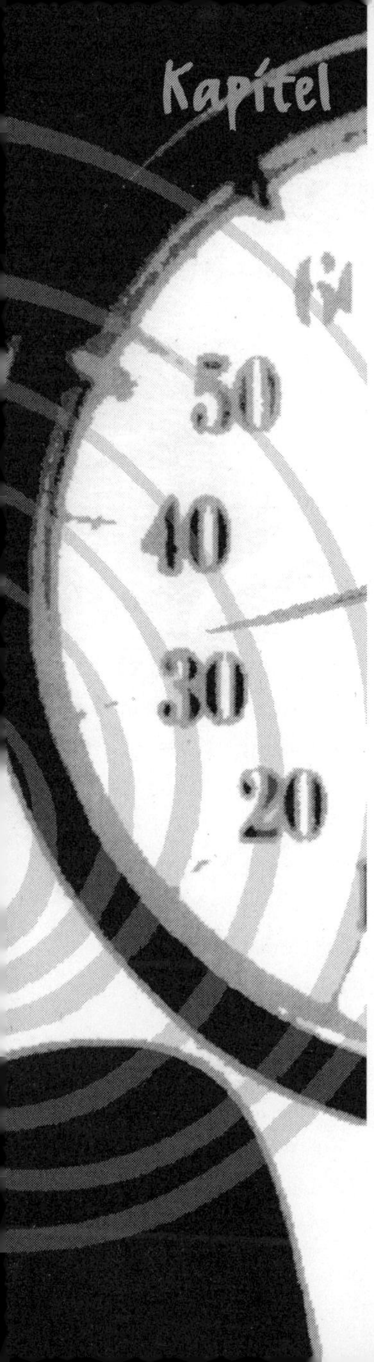

Kapitel vier

Das Frühstück bestand aus Orangensaft, Haferbrei, Toast und einem weich gekochten Ei. Rebecca starrte auf ihr Tablett. Vielleicht vier kleine Löffel Brei – oder lieber vier kleine Löffel Ei? Eine schwere Entscheidung.

»Weißt du, was?«, flüsterte Sharon. »Geh hinaus und sieh nach, ob jemand im Flur ist. Ich esse deins zuerst. Du weißt doch – ich muss unbedingt zunehmen oder meine Tage als Tänzerin sind gezählt.«

»Gut. Iss erst deins, und dann tauschen wir einfach die Tabletts aus«, antwortete Rebecca.

»Nein, geht nicht. Ich bekomme was anderes. Weil ich an diesem blöden Tropf hänge, geben sie mir nur wenig, und das mehrmals am Tag. Verstehst du? Mit der Zeit lernst du das. Die sind ganz schön raffiniert hier. Also – schau nach, ob die Luft draußen rein ist, und wenn ja, gib mir dein Tablett. Außer, du willst es – aber ich vermute nein, nicht wahr?«

Einerseits will ich es, andererseits nicht, dachte Rebecca. Kaum war sie aufgestanden, stand Schwester Scott vor ihr.

»Du willst wohl auf die Toilette, Rebecca?, fragte sie.

»Ja«, log Rebecca.

»In Ordnung, aber beeil dich. Dein Frühstück wird kalt. Isst du heute etwas, Sharon? Sieht so aus. Das freut mich. Vielleicht können wir dir den Tropf bald wieder abnehmen.«

Sharon strahlte und biss gehorsam in ihren Toast.

Rebecca kam ins Zimmer zurück. Sie hatte sich für das Ei entschieden. Behutsam nahm sie vier Löffel Ei und legte sie auf eine Ecke ihres Toastbrots; dann schnitt sie es in vier Teile. Sie wusste, dass Schwester Scott sie beobachtete, aber sie musste es tun. Es war ein Vierertag.

Die Schwester sagte: »Wir hatten letztes Jahr eine Patientin hier, die alles in acht Teile geschnitten hat – Brötchen, Äpfel, Fleisch, egal was! Dann aß sie jeweils drei von den acht Teilen auf. Sieht so aus, als hättest du dasselbe Problem, Rebecca.«

Rebecca war überrascht. Sie hatte angenommen, sie wäre die Einzige auf der Welt, die das tat.

»So?«, fragte sie schnippisch. Sie wusste, dass es unfreundlich klang, aber sie hasste es, dass jemand eine ihrer kleinen Gewohnheiten bemerkte. Sie waren ja wohl harmlos, und außerdem waren sie ihre Privatangelegenheit! Sie hatte viele solcher Gewohnheiten. Sie nahm sich vor, künftig vorsichtiger zu sein, wenn jemand zusah.

»Was für eine sinnlose Zeitverschwendung!«, sagte Schwester Scott. Sie sah auf die Uhr. »Ich muss weiter – zu den anderen Patienten. In ungefähr einer Stunde kommt der Doktor mit euren Testergebnissen. Esst lieber auf! Er wird euch nachher wiegen! Bis später.«

Als sie gegangen war, gab Rebecca Sharon ihr Tablett. Sie hatte nur ein Viertel von dem Toast und dem Ei gegessen.

Sie kam mit Sharons Tablett zu ihrem Bett zurück. Prima! Sharon hatte keinen Krümel übrig gelassen, nicht mal einen Schluck Orangensaft. Sharon aß so schnell, dass Rebecca schon vom Zusehen übel wurde. Außerdem war Rebecca beim Aufstehen etwas schwindlig gewesen, übel und schwindlig zugleich.

»Hier!«, sagte Sharon und schluckte den letzten Löffel Haferbrei. Rebecca stand auf und tauschte die Tabletts erneut aus. Diesmal war ihr noch schwindliger, und sie war froh, dass sie gleich wieder ins Bett zurückkriechen konnte.

»Die werden staunen!«, sagte Sharon. »Diesmal werden sie nichts merken. Sie werden denken, wir sind beide auf dem Weg der Besserung. Mein Gott, ist mir übel. Ich fühl mich so voll!«

»Kein Wunder, nach all dem Zeug«, meinte Rebecca. Diese Sharon wurde ihr immer sympathischer.

Der Gedanke, dass Schwester Scott bald zurückkommen und die Tabletts abholen würde, machte Rebecca unruhig.

Sie wird wohl doch erraten, was los ist, dachte sie. Ihren Augen entging so leicht nichts.

Aber es kam anders. Eine andere Krankenschwester nahm die Tabletts mit, ohne auch nur einen Blick darauf zu werfen.

»Ich würde gern duschen und mir die Zähne putzen«, sagte Rebecca. »Aber mir wird schwindlig, wenn ich aufstehe. Vielleicht sollte ich noch ein bisschen warten. Bis der Doktor da war. Was ist das eigentlich für einer?«

»Dr. Chingh? Der ist okay. Allerdings nimmt er das Leben und seinen Beruf ziemlich ernst. Er wird dich wiegen und dich mit ernstem Blick betrachten. Dann legt er los. Er wird sagen: ›Du siehst blass aus, Rebecca. Ich vermute, du bist blutarm und hast Eisenmangel‹. Du siehst, ich kenne mich schon aus! Er wird dir raten, Dinge zu essen, die viel Eisen enthalten, wie zum Beispiel Weizen, Vollkornbrot, Blattgemüse und Trockenfrüchte. Er steht auch sehr auf Leber und auf Lammbraten. Er wird dir alles Mögliche erzählen. Natürlich ist es dir egal, weil du ja magersüchtig bist und sowieso nichts essen willst. Aber er tut es trotzdem. Dann …«

Langsam wurde Sharon ihr unheimlich. Sie wusste schon zu viel über sie. Womöglich kam sie auch noch dahinter, dass Rebecca den rechten Socken immer vor dem linken anzog und dass sie den linken Schuh immer schon schnürte, bevor sie den rechten anzog.

Rebecca wollte nicht, dass irgendjemand diese Dinge wusste. Man hätte sie sonst tatsächlich für zwanghaft gehalten.

Nach einer Weile kam Dr. Chingh herein. Mit ihm kam eine Frau. Sie trug einen Anzug und sah überhaupt nicht wie eine Ärztin aus.

»Rebecca? Guten Morgen. Ich bin Dr. Chingh. Das ist Mrs Karlinos. Sie ist deine Sozialarbeiterin. Nun, wir wollen mal sehen ...« Er sah in irgendwelche Unterlagen, die er mitgebracht hatte. »Wiegen wir dich erst einmal.«

Als Rebecca in Richtung Bad ging, wurde ihr wieder schwindlig und ihr Kopf tat weh. Sie stand auf der großen Waage und starrte fasziniert auf Dr. Chingh, der den Querbalken justierte.

»Sechsunddreißig Kilo. Da müssen wir was tun.«

Seine Zähne glänzten weiß. »Das ist viel zu wenig. Wenn das so weitergeht, gehst du irgendwann vor die Hunde. Ich habe mit deinen Eltern und mit deinem Arzt gesprochen. Er hat Recht: Hier bist du richtig aufgehoben! Komm, ich helfe dir bis zum Bett, du schwankst ein bisschen.«

Er stützte sie. Mrs Karlinos lächelte freundlich. Nun hatte Rebecca nicht mehr so viel Angst vor den beiden.

Dr. Chingh zog einen Stuhl heran. Er setzte sich. Oje, dachte Rebecca, jetzt geht der Vortrag los. Die Sozialarbeiterin lächelte noch einmal und wandte sich an Sharon, aber die zog nur eine Grimasse und drehte den Kopf zur Seite.

Dr. Chingh sagte: »Ich habe die Ergebnisse deines Bluttests, Rebecca. Wie Dr. Ryan vermutet hat, hast du zu wenig Blut und viel zu wenig Eisen im Blut. Wenn du so weitermachst, wirst du verhungern! Aber keine Angst, wir päppeln dich wieder hoch. Wir machen vor dem Mittagessen noch ein paar Tests mit dir – wir überprüfen deine Nierenfunktion und nehmen ein EKG –, aber ich nehme an, das ist alles ganz normal. Du hast bestimmt keine bleibenden Schäden. Uns geht es jetzt hauptsächlich darum, herauszufinden, warum du nicht essen willst.«

Rebecca starrte stumm auf die Wand.

Dr. Chingh fuhr fort: »Ich habe mit deinen Eltern gesprochen. Zu Hause scheint so weit alles in Ordnung zu sein. Sie sind wütend und enttäuscht, aber sie sind auch sehr besorgt um dich. Mit deinen Lehrern haben wir bis jetzt noch nicht gesprochen …«

»Meinen Lehrern? Was haben denn die damit zu tun? Das geht die doch gar nichts an! Wahrscheinlich wissen sie zwar eh schon Bescheid, dank dieser geschwätzigen Jessica. Wahrscheinlich weiß es schon die ganze Schule!«

»Schau, Rebecca, du musst es ja nicht gleich sagen. Am besten denkst du erst mal in Ruhe darüber nach. Du musst es auch nicht mir sagen; vielleicht hast du zu unserer Psychologin mehr Vertrauen. Sie kommt später vorbei – nach dem Mittagessen.«

Rebecca wurde wütend. »Psychologen? Sozialarbeiter? Was denn noch alles? Und das alles nur, weil ich einmal in

Ohnmacht gefallen bin. Woher nehmt ihr alle das Recht, euch in mein Privatleben einzumischen?«

Sie kreuzte die Arme und kniff die Augen zu. Sie wollte nichts mehr sehen und hören. Dr. Ching ging hinaus. Vorsichtig öffnete sie die Augen. Vor ihr saß Mrs Karlinos – und lächelte.

»Ich finde, Rebecca, wir sollten einander näher kennen lernen, was meinst du? Erzähl mir einfach etwas über deine Familie. Ein bisschen was weiß ich ja schon ...«

»Kann ich mir denken! Was geht Sie das überhaupt an? Schlimm genug, dass die ganze Welt verlangt, ich soll was essen. Lassen Sie wenigstens meine Familie aus dem Spiel! Wenn Sie unbedingt was über sie wissen wollen, müssen Sie sie schon selbst fragen!«

Mrs Karlinos seufzte. »Das werde ich tun, Rebecca. Ich hätte es gern aus deiner Sicht gehört, aber ich sehe, es hat heute keinen Zweck. Schade! Dann gehe ich eben wieder. Es gibt noch andere, die Hilfe brauchen – und die sich helfen lassen.« Das Lächeln verschwand aus ihrem Gesicht.

»Na toll! Viel Glück dabei!«, rief Rebecca laut.

Sharon applaudierte. »Das war gut! Die sollen sich ihr Geld ruhig sauer verdienen! Dabei ist sie gar nicht mal so übel wie die andere, die Psychotante. Das ist ein Ekel! Hält sich für allwissend! Mrs Karlinos weiß wenigstens, dass sie nicht alles weiß, falls du verstehst, was ich meine, aber diese Seelenklempnerin ... Die denkt, sie weiß nach ein paar Tagen oder Stunden schon alles über dich. Mrs Karlinos ist nicht so, die ist ganz in Ordnung. Die sind alle etwas seltsam drauf hier, das wirst du schon noch merken. Bin gespannt, was es zum zweiten Frühstück gibt. Nicht dass ich Hunger hätte, aber ich muss hier raus, wie gesagt, und das so bald wie möglich.«

Wie auf Kommando erschien Schwester Scott – mit zwei Tabletts auf dem Arm.

»Wie ich höre, wollt ihr zwei heute essen«, meinte sie. »Ich habe gerade ein paar Minuten Zeit. Ich bleibe hier, bis ihr aufgegessen habt!«

Das zweite Frühstück bestand aus einem großen Stück Butterkuchen und einem Glas Milch. Das kann ich unmöglich essen, sagte sich Rebecca. Sie sah zu, wie Sharon ihren Keks mümmelte.

Schwester Scott fragte: »Na, hast du's dir anders überlegt, Sharon? Ausgezeichnet! Vielleicht nimmt dich der Doktor schon morgen vom Tropf, wenn du so weitermachst. Und was ist mit dir, Rebecca?«

»Ich kann nichts essen«, antwortete Rebecca und vermied es, den Butterkuchen anzusehen. Sie trank vier Schluck Milch. Gut, dass ich nicht vergessen habe, dass es ein Vierertag ist, dachte sie.

»Sharon kann meinen haben, wenn sie möchte.«

»Nein! Sharons Diät wird sorgfältig kontrolliert. Nachdem sie so lange nichts gegessen hat, ist ihr Magen völlig zusammengeschrumpft. Das wird dir übrigens auch passieren, junges Fräulein, wenn du dich nicht zusammennimmst!«

Als hätte er es gehört, spuckte Sharons Magen just in dieser Minute alles wieder aus – die zwei Portionen Frühstück, den Kuchen und die Milch. Schwester Scott rannte herbei und hielt ihr eine Nierenschale an den Mund, während Sharon sich aufrecht hinsetzte und das Erbrochene mit den bloßen Händen von ihrem Körper schaufelte.

Die Schwester sah sich den Inhalt der Nierenschale an. Ihr Blick fiel auf Sharon, dann auf Rebecca.

»Aha, so ist das also! Nun, darüber müssen wir noch reden!«, sagte sie, während sie Sharon sauber machte.

»Sie weiß Bescheid!«, flüsterte Rebecca leise, während Schwester Scott zur Toilette ging, um ein sauberes Handtuch zu holen.

Sharon grinste schwach. »Natürlich weiß sie's. Die ganze Fresserei – für nichts und wieder nichts! Aber komisch ist es schon. Früher wollte ich immer von allein kotzen und es ging nicht, und jetzt, wo ich nicht will, geht's auf einmal! Mir ist ja so schlecht!«

Rebecca sah, wie Sharon die Augen zumachte und Schwester Scott ihr das Gesicht abwusch. Dann nahm sie Rebeccas noch fast volles Tablett mit.

»Ihr seid wirklich dumm, ihr beiden«, sagte sie und ging hinaus.

Rebecca wandte sich ab. Ihr Blick fiel auf das Gedicht, das sie letzte Nacht geschrieben hatte. Es lag auf ihrem Nachttisch. Sie las es noch einmal durch. Nein, es war keine selbst gemachte Hölle, in der sie jetzt steckte. Schrecklich, diese Bevormundung und Einmischung von allen Seiten! Das hatte sie nie gewollt!

Nach einer Weile kam Dr. Chingh herein. Er ging zu Sharons Bett. Sie wachte auf. Er maß ihren Puls, legte ein Instrument auf ihre Brust und notierte etwas. Dann drehte er sich zu Rebecca um.

»Deine Tests sind erst nach dem Mittagessen dran.«

Rebecca nickte.

»Was ist denn das?«, fragte Dr. Chingh und deutete auf das Gedicht, das sie in der Hand hielt. »Ein Tagebuch ist es wohl nicht. Das wäre aber ganz nützlich. Tagebücher können Sachen erzählen, über die wir nicht sprechen wollen«, scherzte er.

»Es … es ist kein Tagebuch. Ich … schreibe manchmal Gedichte. Nur so, für mich. Sehr private. Bitte sagen Sie meinen Eltern nichts davon. Sie würden sie unbedingt lesen wollen.«

Dr. Chingh lächelte. »In Ordnung. Ich werde es niemandem sagen. Ich habe gehört, du hast ein paar ziemlich dumme Sachen gemacht. Zum Beispiel, Sharon dein Essen gegeben. Rebecca, Sharon bekommt eine besonders auf sie abgestimmte Diät, **sie darf das, was du nur nicht essen willst, nicht essen.** Wie du gesehen hast, wird ihr davon nur schlecht. Also, tu es bitte nicht wieder, okay?«

Rebecca wurde rot. Sie nickte.

»Und später, nach den Tests, kommt die Psychologin zu dir«, fügte er hinzu.

»Erst die Sozialarbeiterin, dann noch die Psychologin … was soll das alles?«, schimpfte Rebecca. »Wollt ihr mich für verrückt erklären, oder was? Ich brauche keine Psychologen! Ich habe einfach keine Lust zu essen, das ist alles.«

»Rebecca, wir müssen nun mal herausfinden, woran das liegt. Ich glaube, du bist dir nicht bewusst, wie ernst dein Problem wirklich ist – und wie ernst es noch werden kann, wenn wir nichts unternehmen. Dein Körper braucht Nahrung. Ein paar Bissen dann und wann, das reicht einfach nicht! Früher oder später werden deine Organe nicht mehr ordentlich arbeiten. Es kann sogar sein, dass du irgendwann stirbst! Ich muss dir das ganz offen sagen. Das ist kein Spiel mehr, Rebecca!«

Er sah sehr ernst aus.

»Das habe ich auch nie gedacht. Es ist nur ... Ich ... nun ja, **ich esse nun mal nicht gern. Und trinke nicht gern. Aber das heißt nicht, dass ich es als ein Spiel betrachte ...**«, log Rebecca. Doch, dachte sie, **genau das tue ich, und ich weiß es. Diese Farbentage, die Nummerntage und all das ...**

Rebeccas Augen füllten sich mit Tränen, während Dr. Chingh den Raum verließ.

»Mach dir nichts draus«, meinte Sharon, »das sagt er zu allen. Kann ich dein Gedicht lesen?«

»Nein«, murrte Rebecca. »Es ist ganz privat.«

»Verstehe. Es ist wohl so ziemlich das Einzige, was hier überhaupt privat ist. Wegen der Untersuchung brauchst du dir keine Gedanken zu machen – nur Röntgen und noch ein paar Blutwerte. Aber wie gesagt, hüte dich vor der Psychotante! Willst du meinen Rat hören? Am besten, du sprichst gar nicht erst mit ihr. Stell dich einfach stumm.«

»Oh nein, schon wieder Mittagessen!«, stöhnte Rebecca, als Schwester Scott ein paar belegte Brötchen auf ihrem Nachttisch abstellte. Tunfisch und Salat. Rebecca entschied sich, einen Sechsertag einzulegen. Sie wollte jedes Sandwich in sechs Stücke schneiden und je eins davon essen. Dann würde sie sechs Schluck Milch trinken …

»Wo ist mein Mittagessen?«, fragte Sharon.

»Hier, trink das, das ist der Ersatz für dein Essen«, meinte Schwester Scott. »Wir wollen nicht riskieren, dass du dich noch mal übergibst. Und ich fürchte, du musst noch eine Zeit lang am Tropf bleiben!«

Rebecca schnitt ihre Brötchen in sechs Teile. Langsam kaute sie eins der kleinen Stücke, nachdem sie den Tunfisch entfernt und die Butter mit dem Finger abgekratzt hatte.

Es dauerte eine Ewigkeit, bis sie sechs Stückchen je sechsmal gekaut hatte. Dann wischte sie sich die Finger ab – auch sechsmal.

Schwester Scott stand daneben und sah zu.

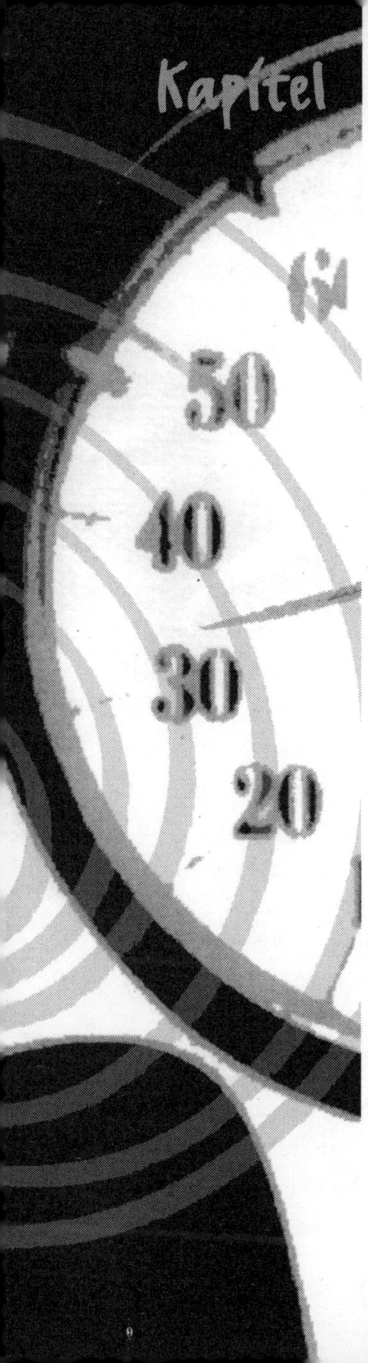

Kapitel fünf

Sharon hatte Recht. Die Tests dauerten nicht lange. Rebecca fühlte sich elend und ihr war schwindlig, als der Laborant sie in den Untersuchungsraum führte, aber zumindest fiel sie nicht in Ohnmacht – obwohl ihr ganz danach war.

Nach Abschluss der Untersuchungen führte man sie nicht etwa in ihr Krankenzimmer zurück, das sie mit Sharon teilte, sondern der Laborant brachte sie in einen anderen Raum.

»Bitte setz dich und warte hier«, sagte er. »Miss Belloni wird gleich kommen.«

Miss Belloni – das musste die Psychotante sein, vermutete Rebecca. Nun, die konnte sich auf den Kopf stellen, sie würde einfach kein Wort sagen, wie Sharon es ihr geraten hatte. Eine Sozialarbeiterin war schon schlimm genug, aber nun auch noch eine Seelenklempnerin!

Eine junge Frau rollte herein – im Rollstuhl. Rebecca starrte sie verblüfft an. Sie war ungefähr dreißig Jahre alt und außerordentlich hübsch, hatte schwarzes lockiges Haar und die blauesten Augen, die Rebecca je gesehen hatte. Auf ihrem Schoß lagen ein paar Papiere, und als sie den Rollstuhl mit einer eleganten Drehung hinter den Tisch manövrierte, lächelte sie Rebecca freundlich an.

»Rebecca Massoni? Hallo, ich bin Jill, Jill Belloni. Klingt so, als hätten wir beide italienische Vorfahren, nicht wahr?«

Rebecca wollte schon antworten, aber dann fiel ihr ein, dass sie sich vorgenommen hatte, auf jeden Fall zu schweigen. Also nickte sie nur leicht mit dem Kopf.

»So. Schauen wir mal …«

Rebecca sah zu, während Miss Belloni auf dem Tisch ihre Unterlagen las.

»Mhm … Sie haben dich also mit Sharon zusammengelegt. Magst du sie?«

Rebecca antwortete »Ja«. Erst dann wurde ihr klar, dass sie ihr Schweigen gebrochen hatte. Ach, was soll's, dachte sie, diese Belloni scheint ja doch ganz nett zu sein.

»Ich möchte, dass du mir ein bisschen über dich erzählst, Rebecca. Fangen wir mit deiner Familie an …«

»Da gibt es nicht viel zu erzählen. Sie sind alle ganz normal – genau wie ich.«

»Es hat ja auch niemand das Gegenteil behauptet. Lass mich mal sehen ... Du hast einen Bruder und ein Schwesterchen und deine Eltern ... Und wie steht's mit der Schule?«

»Gut. Ich geh gern in die Schule, aber solange ich hier sein muss, kann ich das ja nicht, stimmt's?«

Jill Belloni lachte. »Stimmt. Also sehen wir zu, dass wir dich hier bald wieder loswerden. Aber du musst mir dabei helfen, Rebecca. Ich bin Jill. Sag ruhig du zu mir.«

Rebecca wusste nicht, wie sie sich verhalten sollte. Diese Jill war so ganz anders, als sie es erwartet hatte.

Jill lehnte sich im Rollstuhl zurück und sah Rebecca prüfend an. Sie sagte: »Also, du verlierst laufend an Gewicht und das darf nicht sein; das hat dir der Arzt sicher schon gesagt. **Mein Job ist es, herauszufinden, warum du nicht essen willst.** Und warum du diese ... seltsamen Gewohnheiten hast, du weißt, was ich meine. Aber du musst mir dabei helfen, Rebecca. Vielleicht ist es auch besser, wenn wir das mit deinen Eltern zusammen besprechen. Was meinst du?«

Rebecca hatte Schwierigkeiten sich zu konzentrieren. Ihr Kopf schwirrte. Sie wollte nur noch zurück ins Bett und ausruhen.

Sie antwortete nicht.

»Sag es mir später, wenn du möchtest. Haben dich irgendwelche Freundinnen mal auf dein Gewicht angesprochen?«

Diese Frage brachte Rebecca dazu zu antworten. »Ja. Jessica. Sie war meine beste Freundin, vielleicht ist sie es immer noch, ich weiß nicht. Sie hat meinen Eltern Bescheid gesagt, als ich in Ohnmacht gefallen bin, und ich wette, sie hat's inzwischen der ganzen Schule erzählt – sogar meinem Mathelehrer Mr Selby …«

Rebecca fühlte sich plötzlich sehr müde. Sie schloss die Augen. Irgendwo in der Ferne klingelte eine Glocke, und eine Krankenschwester trat ein.

»Bringen Sie sie ins Bett«, sagte Jill zu der Schwester. Die Schwester stützte sie auf ihrem Rückweg und Rebecca ließ sich erschöpft auf ihr Bett fallen. Sie spürte noch, wie die Schwester ihr den Morgenmantel auszog und sie zudeckte. Dann spürte sie nichts mehr.

Als Rebecca aufwachte, stand ihre Mutter an ihrem Bett – zusammen mit Jessica.

»Wir haben dir ein paar Doughnuts mitgebracht«, sagte Jess. Rebecca sah den Zuckerguss auf ihren Wangen und hatte Mühe, ein Lächeln zu unterdrücken.

»Jess hat schon einen gegessen«, sagte ihre Mutter.

»Ich seh's. Sie kann meinetwegen alle aufessen«, sagte Rebecca und machte die Augen wieder zu.

»Becky, sei doch nicht so garstig!«, bat Jessica. »Wir wollen dir doch nur helfen!«

»Mit Doughnuts? Ich hasse Doughnuts! Und jetzt lasst mich bitte allein. Ich will schlafen.«

Rebecca drehte ihr Gesicht zur Wand.

»Das ist nur vorübergehend«, sagte Sharon von jenseits

des Wandschirms. »Sie wird drüber hinwegkommen. Kann ich einen Doughnut haben?«

Rebeccas Mutter und Jess sahen hinüber zum Wandschirm.

»Klar«, meinte Jess. »Kann ich rüberkommen?«

»Ja. Musst du sogar. Diese Idioten haben mich an einen Tropf gehängt, sodass ich nicht aufstehen kann.«

Rebecca drehte sich zu ihrer Mutter und Jessica um. »Bloß nicht! Gebt ihr keinen! Sie bekommt eine spezielle Diät.«

»Halt die Klappe, Rebecca! Komm her, Jess, ich muss was essen!«

Jessica schob den Wandschirm beiseite und ging hinein.

Rebecca war zu schlapp um einzuschreiten. Sie fühlte, sie musste sich eine Weile ausruhen, so schwach war sie. Vielleicht hätte sie doch ein bisschen mehr essen sollen …

Rebecca schlief wieder ein. Sie wachte erst nach ein paar Stunden wieder auf, als ein Geräusch sie weckte. Es war Sharon, die erneut erbrach.

An ihrem Bett standen ein Arzt und eine Krankenschwester, die Rebecca noch nicht gesehen hatte. Ihre Mutter und Jessica waren längst gegangen.

Am nächsten Morgen wachte Rebecca mit trockener Kehle und trockenem Mund auf. Sie konnte sich nur bruchstückhaft an die vergangene Nacht erinnern – an die Geräusche von Sharon, den Besuch von ihrer Mutter und Jessica, die

Doughnuts, den Arzt und die Krankenschwester und andere Leute …

Sie sah hinüber zu Sharons Bett.

Es war leer.

Das Bett war frisch gemacht – jedenfalls sah es so aus. Den Wandschirm hatte man weggebracht. Den Tropf auch.

Und Sharon war weg!

Rebecca fühlte sich elend und miserabel – irgendwie schuldig. Verdammte Doughnuts. Womöglich war Sharon daran gestorben. Sie wusste und spürte, dass es so war. Die Schwester – wie hieß sie doch gleich? – hatte ihr doch gesagt, dass Sharon eine spezielle Diät benötigte. War es nicht so? Und Rebecca wusste, dass sie irgendwem (wem bloß? Jess? Mum? der Schwester?) gesagt hatte, sie sollten Sharon keinen Doughnut geben.

Einen Doughnut?

War Sharon tatsächlich wegen diesem einen Doughnut gestorben?

Rebeccas wirre Gedanken wurden von Schwester Scott unterbrochen, die mit einem Tablett hereinkam.

»Na? Wieder unter den Lebenden? Hier ist dein Frühstück. Du musst etwas essen, Liebes! Bald wirst du gewogen!«

»Was ist mit Sharon?« Rebeccas Mund war so trocken, dass sie nur flüstern konnte. Ihre Kehle brannte. Sie musste aufs Klo gehen und wusste, dass sie es allein nicht bis dahin schaffen würde.

Schwester Scott stützte sie. Sie hatte sich schon gedacht, dass Rebecca Hilfe brauchen würde.

»Sharon?«, krächzte Rebecca erneut.

»Iss erst mal etwas.«

Ich muss heute wieder einen Farbentag einlegen, dachte Rebecca, als sie den Toast und den Orangensaft sah. Aber wo ist Sharon? Wie kann ich ruhig hier sitzen und an meinen Farbentag denken, wenn Sharon tot ist?

»Miss Belloni kommt später vorbei. Dr. Chingh wird mit dir über alles sprechen, und übrigens, deine Mutter und deine Freundin waren gestern Abend hier. Erinnerst du dich?«

Rebecca schlürfte etwas Orangensaft. Gleich fühlten sich ihr Mund und ihr Hals etwas besser an.

»Klar erinnere ich mich. Ich war nur sehr müde. Die Sprechstunde bei der Psychotante war ziemlich anstrengend«, murmelte Rebecca.

»Schätze, das muss wohl so sein. Rebecca, ich habe die Anweisung, hier zu bleiben und dir beim Essen zuzusehen, damit du wenigstens ein Stück Toast isst. Ein ganzes Stück. Es hat keinen Zweck, es in Teile zu zerschneiden.«

Rebecca setzte sich aufrecht hin. Es kostete sie eine Menge Kraft. Mehr, als sie geglaubt hatte.

Sie fühlte sich schrecklich unwohl. Sie lutschte an einem Stück Toast und **biss zaghaft wie eine Maus hinein**.

»Ich kann nicht«, sagte sie. »Ehrlich. Mir wird sonst schlecht. Erzählen Sie mir lieber, was mit Sharon los ist. Es war alles meine Schuld. Ich war zu müde, um es zu verhindern. Es ... es tut mir so schrecklich Leid!«

Rebecca brach in Tränen aus, und Schwester Scott nahm sie in den Arm. Nachdem sie sich ein bisschen beruhigt hatte, schlürfte sie noch etwas Orangensaft, aber von dem Toast wollte sie nichts mehr essen. Es blieb bei dem kleinen Happen.

»Sharon? Wir haben sie verlegt. Sie hat jetzt ein Einzelzimmer. Sie ist sehr, sehr krank, wie du übrigens auch, Rebecca. Vielleicht kommt unsere Hilfe schon zu spät für sie, ich weiß es nicht. Sie hat sich so lange geweigert zu essen, dass ihr Körper feste Nahrung einfach nicht mehr richtig verarbeiten kann – und das ausgerechnet jetzt, wo sie eigentlich wieder essen möchte. Aber denk nicht so viel an Sharon, denk lieber an dich selbst! Wenn du nicht aufpasst, wird es dir nämlich genauso gehen wie ihr.

Komm, gehen wir auf die Waage!«

Rebecca ließ sich ins Bad bringen.

»Fünfunddreißig Kilo!«

Schwester Scott stellte es mit Bedauern und Stirnrunzeln fest, aber Rebecca war stolz auf sich. Da war sie nun zwei Tage im Krankenhaus, unter fast ständiger Aufsicht, und hatte es trotzdem geschafft, noch zwei Kilo mehr zu verlieren! Wenn sie sich bloß besser fühlen würde. Vielleicht müsste sie heute Mittag doch ein bisschen mehr essen … Nur ein kleines bisschen …

Und Sharon lebte noch!

Rebecca war zwischen ihren Gefühlen hin- und hergerissen. Nur noch fünfunddreißig Kilo! Sie dachte an Jess mit ihren blöden Doughnuts. An ihre Mutter. Wie es wohl dem

Baby ging? Ob sie Sharon besuchen durfte? Aber wenn ja, wie sollte sie es schaffen, bis zu ihr zu gelangen? Seit vorgestern konnte sie nicht mehr ohne fremde Hilfe gehen, und …

Dr. Chingh trat ein und durchbrach den wilden Strudel ihrer Gedanken. »Ich weiß nicht, was ich mit dir machen soll, Rebecca«, sagte er. »Du wiegst jeden Tag weniger, du isst praktisch nichts mehr. Miss Belloni wird gleich hier sein. Versteh doch: **Ich kann dir nicht helfen, wenn du nicht mitmachst. Du musst essen!** Dein Körper kann diese Bestrafung durch deinen Willen nicht mehr viel länger ertragen. Deine Eltern machen sich schreckliche Sorgen um dich. Und dann die Sache mit Sharon. Es geht ihr im Moment wieder einigermaßen gut, aber ihre Nieren sind kaputt. Deine übrigens auch. Nicht schlimm – noch nicht. Ich frage mich, ob dich das alles gar nicht beunruhigt.«

Doch, dachte Rebecca, aber was mich am meisten beunruhigt, bist du. Und ich selbst, wenn ich ehrlich bin. **Ich kann jetzt mein Gewicht kontrollieren, und niemand kann mir das nehmen. Aber ich fürchte, ich habe ein bisschen die Kontrolle verloren.** Ich muss morgen unbedingt wieder einen Farbentag einlegen. Vielleicht liegt es auch daran, dass ich heute früh den falschen Pantoffel zuerst angezogen habe. Ich will einen roten Pyjama, keinen blauen. Ich hasse Blau – zumindest heute …

»Okay, du musst nicht mit mir reden, wenn du nicht willst. Aber dann solltest du wenigstens mit jemand anderem reden, bevor es zu spät ist! Da kommt auch schon die Richtige. Hi, Jill! Ich lass euch jetzt allein.«

Rebecca sah zu, wie Dr. Chingh hinausging und Jill Belloni hereinrollte. So viel Rummel um meine Person, dachte sie. Viel zu viel. Für meinen Geschmack jedenfalls.

Jill lächelte Rebecca freundlich an.

»Hallo, Rebecca. Weißt du was, du kannst mich heute einfach mal was fragen. Was du willst.«

Rebecca blickte in Jills blaue Augen. Ich soll sie was fragen?, dachte sie. Was ist denn das wieder für ein bescheuertes Spiel?

»Also gut. Wie kommt es eigentlich, dass du im Rollstuhl sitzt?«

Rebecca wunderte sich über sich selbst, dass sie den Mut aufbrachte, so was zu fragen.

»Ein Autounfall«, antwortete Jill ruhig. »Vor ein paar Jahren. Möchtest du darüber mit mir sprechen?«

»Nein«, flüsterte Rebecca. »Nein. Tut mir Leid. Ist mir nur so rausgefahren.«

»Macht nichts. Die wenigsten fragen so offen wie du. Du siehst, es war nicht meine Schuld. Aber das ist lange her, und ich habe großes Glück gehabt, dass ich überhaupt noch lebe. So wie du, wenn du so weitermachst.«

Rebecca holte ein paarmal tief Luft.

»Ach ja, da fällt mir ein, Dr. Chingh hat gesagt, du schreibst Gedichte! Kann ich ein paar lesen?«

»Nein«, murmelte Rebecca. »Zu mir hat er gesagt, er erzählt es niemandem. Man kann wirklich keinem hier trauen. Meine Gedichte sind privat. Er hat mich angelogen.«

»Nein, hat er nicht. Er sagte nur, ich soll dich fragen.

Wir müssen doch herausfinden, was los ist, Rebecca. Sonst geht deine Geschichte nicht gut aus. Genau wie damals mit meinem Auto, nachdem ein betrunkener Fahrer mich gerammt hatte. Ich bin ziemlich besorgt, Rebecca. Bei Sharon wissen wir wenigstens, dass es das Ballett war. Bei anderen sind es die Modezeitschriften, dieser Unsinn von wegen ›Nur schlank ist schön‹ und so. Was es bei dir ist, weiß ich noch nicht, aber ich werde es herausfinden …«

Das Mittagessen kam. Rebecca hatte Hunger, aber gleichzeitig auch wieder nicht. Es war ein angenehm leichtes, fast luftiges Gefühl.

»Lass mal sehen. Quiche! Bin gespannt, welche Sorte es ist. Seit Jahren hab ich keine Quiche mehr gegessen! Ich probier sie nur mal, wenn du nichts dagegen hast«, sagte Jill und brach ein Stückchen davon ab.

»Mmm! Spargel! Hab ich schon ewig nicht mehr gegessen! Komm, probier mal, schmeckt super!«

Rebecca starrte Jill wortlos an. Sie klang genau wie Jessica. Immer dieses Gerede vom Essen. Jill saß da und leckte sich die Finger. Wie Jessica. Wenigstens hatte sie nichts von dem Zeug in den Haaren – noch nicht.

»Du scheinst ja mächtig Appetit zu haben, Jill. Iss ruhig weiter, du kannst alles haben. Ich hab keinen Hunger.«

»Das glaube ich dir nicht; du gibst es bloß nicht zu. So kann es aber nicht weitergehen, Rebecca. Erzähl mir was über Jessica.«

Rebecca brach ein winziges Stück von der Quiche ab und kaute es. Zehnmal.

»Da gibt's nicht viel zu erzählen. Sie denkt, sie ist meine beste Freundin. Sie isst zu viel und macht sich beim Essen immer dreckig. Einmal, bei uns zu Hause, hatte sie sogar Spaghettisoße im Haar. Ich hasse es, ihr beim Essen zuzusehen. Sie hat Sharon einen Doughnut gegeben. Ich hab ihr gesagt, sie soll es nicht tun, aber sie wollte ja nicht hören. Ich glaube … egal. Mich interessiert sie nicht mehr.«

»Was interessiert dich überhaupt, Rebecca?«

»Nicht viel. Mum und Dad vielleicht. Und Oliver. Und Hannah – ein bisschen.«

»Und du selbst? Magst du dich nicht? Du bist es doch wert, dass man dich mag. Sieh dir an, was mit Sharon passiert ist.«

»Wo ist sie? Ist sie noch hier?«

»Ja. Sie hat im Moment ziemliche Probleme. Sie will unbedingt zurück zu ihrer Ballettgruppe. Aber dafür hat sie ihren Körper schon zu schwer geschädigt. Wir wissen nicht genau, was wir mit ihr machen sollen. Und mit dir, Rebecca. Es scheint alles so sinnlos. Es sind so viele Mädchen hier, die ihr Leben wegwerfen.«

»Ich möchte nach Hause«, sagte Rebecca leise.

»Das darfst du – sobald du wieder normal isst und zugenommen hast. Dann kannst du wieder tun, was du willst – den Flur entlanglaufen und Sharon besuchen, nach Hause gehen und in die Schule zurück. Klingt ganz einfach, nicht wahr?«

»Ja«, flüsterte Rebecca.

Sie sprachen noch ein bisschen miteinander – über Jess, über ihre eigene und andere Familien. Als Jill gegangen war, schrieb Rebecca ein Gedicht.

Eine zerbrochene Schale.
Das Symbol für
ein zerbrochenes Leben.
Man kann sie aufheben,
man kann sie wegwerfen.

Wie kann man eine
zerbrochene Schale reparieren,
wenn man die Teile
nicht mehr findet?

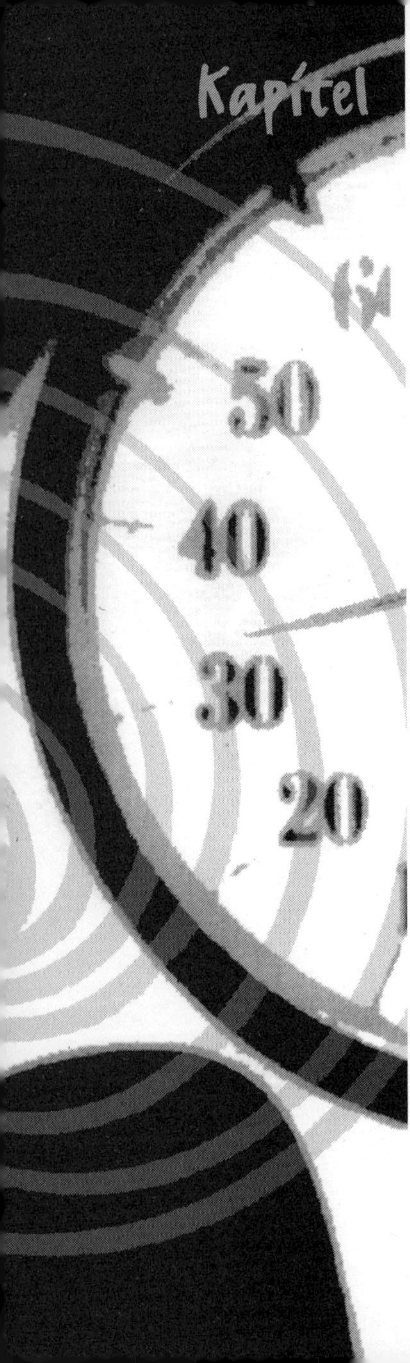

Kapitel sechs

»Wie viele Tage bin ich jetzt schon hier, Mum? Zwanzig? Oder gar noch mehr?«

»Ja, Becky, zwanzig. Wenigstens haben sie dich schon vom Tropf genommen und du isst wieder. Ich bin so froh, dass Jess auf Hannah aufpasst, sodass ich herkommen kann. Aber das weißt du doch noch, nicht wahr? Oder hast du es vergessen?«

Ja, Mum, ich hör dir zu, ging es ihr durch den Kopf. Ich hab es nicht vergessen.

Jemand – entweder Jill oder diese Mrs Karlinos – hat mir erzählt, dass Gehirnzellen zu wachsen aufhören, wenn man zwanzig ist … Gott sei Dank bin ich noch nicht zwanzig.

Aber trotzdem mache ich mir Gedanken um meine Gehirnzellen.

Ich vergesse so viel. Sie sagen, ich bin weg vom Tropf, sie sagen, ich esse wieder, und ich darf bald für ein paar Tage nach Hause – wie lange sind ein paar Tage? – Sie sagen, ich wiege und darf bald wieder nach Hause …

Zwanzig. Wie kann ich heute einen Zwanzigertag machen? Zwanzig. Nach Hause. Wann? Ich hab Sharon so lange nicht gesehen … und Jess … und die anderen … Ob Sharon wohl inzwischen mit Asfid ausgegangen ist? Oder war es Jess? Schätze, ich werde Asfid gut gefallen, so schlank, wie ich jetzt bin. Ich will weiterhin abnehmen, aber erst mal will ich wieder nach Hause, wenigstens ein paar Tage. Ich will meine Gewohnheiten behalten, die Farben- und Nummerntage …

»Nein, Mum«, flüsterte Rebecca nach einer kleinen Pause, »ich hab's nicht vergessen.«

»Becky, ich hab mit deinem Arzt gesprochen, mit der Sozialarbeiterin und mit Jill … Es hängt alles nur von dir ab, Liebes. Du darfst bald wieder nach Hause. Nur noch ein Kilo und wir dürfen dich heimbringen.«

»Ist gut, Mum. Ich möchte es ja auch so gern. Es tut mir so Leid. Ich hatte gehofft, ich kann jetzt schon nach Hause gehen … ein Kilo noch, sagst du?«

»Ja. Und das hast du in ein paar Tagen geschafft. Das Stück Kuchen heute Nachmittag hast du, wie ich gesehen habe, mit Appetit verzehrt.«

Rebecca konnte sich an kein Stück Kuchen erinnern, aber sie sagte es ihrer Mutter nicht. Ein ganzes Stück Kuchen sollte sie gegessen haben? Kein Wunder, dass sie sich so satt fühlte! Aber es half nichts, sie wollte doch nach Hause; nur dort konnte sie unbeobachtet sein, ihre Geheimnisse haben, Nummern- und Farbentage machen, wie sie wollte ...

»Ich hab dir den Artikel in die Schublade gelegt. Jill sagte, du kannst ihn lesen, wann immer du willst.«

»Was für einen Artikel, Mum?«

»Den, von dem ich dir erzählt habe. Über Anorexia nervosa. Das heißt Magersucht. Dad hat ihn für dich kopiert. Erinnerst du dich?«

Rebecca erinnerte sich nicht, aber sie nickte mit dem Kopf.

»Becky, weißt du überhaupt, wie krank du warst? Du warst drei Tage im Koma – auf der Intensivstation! Du musst dich doch erinnern!«

Rebecca erinnerte sich nur ganz schwach an alles. Sie hatte in einem anderen Zimmer gelegen, mit einem flimmernden Bildschirm hinter ihr – oder neben ihr? –, und jemand hatte sehr lange ihre Hand gehalten.

»Wir dachten schon, wir würden dich verlieren. Du hattest seit Tagen nichts mehr gegessen und dein Körper hatte einfach aufgegeben. Unzählige Male haben wir mit Jill gesprochen, und mit Dr. Chingh. Sie hatten solche Angst um dich. Jessie auch, aber sie haben sie nicht in die Intensivstation gelassen. Sie ist gestern vorbeigekommen, aber sie sagte, du hast geschlafen. Sie kommt nachher vorbei.«

»Ich will sie aber nicht sehen«, sagte Rebecca.

»Und warum nicht? Wenn sie nicht gewesen wäre, hättest du die ganze Behandlung hier nicht bekommen.«

»Oh, hör auf damit, Mum. Verstehst du denn nicht – es ist doch nur deshalb so schlimm geworden, weil ich hierher gekommen bin. Solange ich noch daheim war, war alles in Ordnung. Aber jetzt wird es ja wieder gut. Ich sehe zu, dass ich das Kilo so bald wie möglich zunehme, und ich werde auch den Artikel lesen. Es geht mir schon besser und es wird mir bald bestimmt noch besser gehen. Es macht wirklich keinen Spaß, krank zu sein.«

»Ich weiß überhaupt nichts mehr, Becky. Da denkt man, man hat eine gesunde Tochter von vierzehn Jahren, und plötzlich, von einem Tag auf den anderen, fängt sie an zu hungern und magert zum Skelett ab, schreibt traurige Gedichte und ...«

»Wer hat dir von meinen Gedichten erzählt? Bestimmt dieser Dr. Chingh – der gemeine Kerl!«

Ihre Mutter schüttelte den Kopf. »Nein, es war nicht Dr. Chingh. Ich selbst hab die Gedichte eines Tages in deiner Nachttischschublade gefunden, als ich dir frische Handtücher hineinlegen wollte. Ich hatte keine Ahnung, dass du Gedichte schreibst. Wie's aussieht, weiß ich reichlich wenig von dir.«

So traurig wie in diesem Moment hatte Rebecca ihre Mutter noch nie gesehen. **Zum ersten Mal fühlte sie sich schuldig. Aber nicht lange. Sie musste sich auf das konzentrieren, was ihr wichtig war – vorübergehend zunehmen, wieder nach Hause kommen und dann nach ihren eigenen Vorstellungen weitermachen mit Abnehmen.** Das konnte sie nur daheim, wo nicht dauernd jemand hinter ihr herspionierte. Ihre Mutter hatte zu viel um die Ohren, um ständig auf sie aufzupassen, ihr Vater erst recht, und Oliver – dem war es egal. Solange er viel essen und nach Herzenslust Basketball spielen und seine Basketball-Fanartikel sammeln durfte, war ihm alles recht.

»Es tut mir Leid, Mum. Es tut mir wirklich Leid.« Rebecca wollte noch sagen, dass sie dumm gewesen war, aber dann ließ sie es lieber doch. Eigentlich war sie doch gar nicht dumm gewesen! Sie hatte lediglich versucht, sich zu beherrschen, hatte nur kurz die Kontrolle über sich verloren und an andere abgeben müssen.

Von nun an würde sie die Kontrolle nicht mehr verlieren.

Am späten Nachmittag kam Jessica. Rebecca sah sofort die Kuchenkrümel auf ihrer rechten Augenbraue. Jedes Mal, wenn sie Jess sah, trug die irgendwelche Speisereste mit sich rum – wie ein Schmuckstück oder einen Orden.

Sie ratterte sofort los: »Hi. Ich bin so froh, dass du endlich mal wieder 'nen Doughnut gegessen hast, ich weiß nicht, wann du das letzte Mal einen gegessen hast, ich glaub, es ist Jahre her. Bei mir ist zurzeit eine Menge los, in der Schule und mit Asfid – ich hab dir doch letzte Woche von Asfid erzählt, weißt du noch? Er ist ja so cool ...«

Rebecca kniff die Augen zu und stellte sich schlafend, aber nichts konnte Jessica abhalten, weiter zu plappern:

»Ich mag nur eins nicht an ihm, nämlich, dass er meinen Kaugummi verschluckt hat. Weißt du, als er mich geküsst hat, hab ich gerade Kaugummi gekaut, und ich kenn mich mit Küssen noch nicht so gut aus, jedenfalls ist der Kaugummi irgendwie von meinem in seinen Mund gerutscht, und ich wollte ihn zurückhaben, denn es war mein letzter, aber er hatte ihn schon verschluckt, und ...«

»Halt die Luft an, Jess, und hör mit dem Blödsinn auf. Das interessiert mich nicht die Bohne. Wenn du unbedingt reden musst, dann erzähl mir was über die Schule. Wie es Mr Selby geht, was ihr gerade in Englisch lest und so. Das interessiert mich viel mehr!«

Die Tür ging auf und Sharon kam herein. Auf Krücken.

»Hi!«

Rebecca konnte sich nicht erinnern, wann sie das letzte Mal so froh gewesen war, jemanden zu sehen.

»Sharon! Ich hab gar nicht gewusst, dass du noch hier bist! Komisch, Jill hat gesagt, du wärst schon zu Hause, ich bin ziemlich sicher, dass sie das gesagt hat.«

Rebecca strahlte und setzte sich auf.

»Stimmt, ich war zu Hause, aber nur eine Woche lang. Aber jetzt bin ich wieder hier. Hallo, Jess. Wie geht's dir? Du, das mit dem Doughnut ... mach dir nichts draus. Es war allein meine Schuld.«

Jessica stutzte.

»Welchen Doughnut meinst du? Ach ja, ich hab dir ja damals einen gegeben, mit rosa Zuckerguss drauf, jetzt erinnere ich mich. Die mit Schokoladen-Zuckerguss sind mir sowieso lieber. Aber am liebsten mag ich die mit Marmelade«, sagte Jessica.

»Denkst du denn nur ans Essen, Jess?«, stöhnte Rebecca und verdrehte die Augen.

»Meistens schon. Und an Asfid. Er ist mein Freund«, fügte sie hinzu, damit Sharon im Bilde war.

Sharon stellte ihre Krücken beiseite und ließ sich auf Rebeccas Bettrand nieder.

»Ich hab mich die ganze Zeit gefragt, wie es dir geht, Rebecca. Dr. Chingh hat mir gesagt, dass du hier liegst. Ich liege drei Stockwerke drunter. Weißt du, ich bin wie geplant zurück in die Ballettschule, aber ich war noch total schwach, und irgendwann bin ich hingefallen und hab mir den Knöchel gebrochen. Das ist nicht schlimm – wenn man nicht gerade Balletttänzerin werden will! Ich hab sogar wieder zugenommen, um mich frei bewegen zu können, und ich musste nicht mal mehr kotzen! Ich muss ein bisschen was essen, um wieder kräftigere Knochen zu kriegen. Und später kann ich ja wieder abnehmen.«

»Kotzen?«, fragte Jessica verwundert. »Ist ja schrecklich! Und dann – das gute Essen! Hast du auch diese Magersucht wie Becky?«

»Nein«, sagte Sharon. »Ich hatte Bulimie. Aber ich hab damit aufgehört. Ich muss kräftiger werden, wenn ich hier endgültig raus will. Aber ich nehme an, das alles sagt dir nichts. Ich seh schon, du bist keine von uns.«

»Was meinst du damit?«, fragte Jessica verblüfft.

»Na ja, keine von uns ... Essgestörten.« Sharon musste kichern.

»Von wegen!«, meinte Rebecca. »Ich glaube, Jessie ist auch essgestört. Sie hat nämlich die Fresssucht!«

Jessica war verwirrt, mehr noch als vorhin. »Übrigens, ich muss jetzt gehen. Bis bald, Becky. Deine Mum hat gesagt, sie hofft, du bist bald wieder daheim. Also, ich geh jetzt.« Sie hatte es plötzlich ziemlich eilig.

Rebecca und Sharon kicherten. Rebecca fiel auf, dass sie seit Jahren nicht mehr so viel Spaß hatte.

»Die rennt bestimmt gleich zum nächsten Imbissstand«, scherzte Rebecca. »Kein Wunder, dass sie so breit wie'n Haus ist.«

»Eher schon so breit wie'n Bus«, meinte Sharon. »Aber sonst ist sie ganz nett. Scheint keine größeren Probleme zu haben.«

»Stimmt. Außer, wann die nächste Mahlzeit endlich kommt. Hey, ich hab diesen Artikel gelesen. Über Anorexia nervosa und das, was du hast, Bulimie. Eins versteh ich nicht: Wenn du das mit dem Kotzen aufgegeben hast, wie kannst du dann abnehmen beziehungsweise schlank bleiben? Isst du ganz normal, oder was? Ich meine … tut mir Leid, wenn ich Mist rede, aber ich bin krank … also ich esse jetzt, das heißt, ich muss, denn sonst komm ich nicht hier raus, äh, ich wollte sagen …«

»Du klingst wirklich etwas komisch. Vielleicht sollte ich besser wieder gehen und dich schlafen lassen. Diese Psychotante hat mir gesagt, ich darf dich nicht besuchen, so habe ich wenigstens mitgekriegt, dass du noch da bist, und später hat mir Dr. Chingh erzählt, wo du bist. Es war ihm egal, ob ich dich besuche oder nicht. Ich komm morgen wieder. Dann erzähl ich dir, wie du sie alle an der Nase herumführen kannst. Es ist nämlich verdammt einfach, wenn man's weiß. Aber erst muss man hier rauskommen!«

Nach diesem Gespräch hatte Rebecca eine sehr unruhige Nacht. Sie warf sich im Bett hin und her und überlegte, was Sharon ihr morgen wohl erzählen wollte.

Am nächsten Morgen wog Rebecca

siebenunddreißigeinhalb Kilo;

sie war darüber froh und enttäuscht zugleich. Das Letzte, was sie wollte, war zunehmen, aber andererseits musste sie essen, um möglichst bald nach Hause entlassen zu werden. Sie war froh, dass Schwester Scott sie erst nach dem Frühstück gewogen hatte. Das Frühstück bestand aus zwei Scheiben Toast mit Butter, Rühreiern und Orangensaft.

Sie fühlte sich wieder stark genug, um nach Sharon zu suchen, aber sie konnte nicht weg. Erst blieb Schwester Scott lange bei ihr und kaum war sie endlich gegangen, rollte Jill herein.

»Hast du den Artikel gelesen?«, fragte sie.

Rebecca hatte ihn gelesen. Sie sagte Jill, die Magersüchtigen täten ihr Leid, aber sie wüsste, sie selbst sei keine. Sie habe einfach nur eine Weile zu essen aufgehört.

»Weißt du, Jill«, meinte sie, »ich bin ja nicht verrückt oder so. Es heißt, Magersüchtige seien verrückt.«

»Das stimmt nicht. Man sagt, Magersüchtige seien zwanghaft; sie ziehen ihre Kleidung immer in derselben Reihenfolge an, schneiden ihr Essen in eine bestimmte Anzahl von Stücken und müssen stets Kontrolle über sich haben. In dem Artikel steht nichts von wegen verrückt.«

»Ach ja. Sicher hast du Recht«, erwiderte Rebecca.

»Ich hab gehört, Sharon hat dich gestern besucht«, sagte Jill. »Das freut mich.«

»Ja. Sie kommt heute wieder vorbei, glaube ich. Jedenfalls hat sie gesagt, sie kommt.«

»Das mit ihrem Knöchel tut mir sehr Leid für sie. Leider hat sie nicht gewusst, was sie ihrem Körper antut, wenn sie wochenlang hungert.«

Rebecca dachte kurz darüber nach. Sie hatte noch immer Schwierigkeiten, sich zu konzentrieren. Ich muss wirklich versuchen, meinen Kopf wieder klarzukriegen, dachte sie.

Nachdem Jill wieder gegangen war, machte Rebecca ein Nickerchen. Plötzlich weckte jemand sie auf. Es war Sharon.

»Hi! Tut mir Leid, dass ich nicht früher kommen konnte, aber sie haben noch ein paar Tests mit mir gemacht.«

Rebecca setzte sich auf und gähnte. Dann fiel ihr ein, dass Sharon ihr heute etwas Wichtiges erzählen wollte. »Du hast gestern gesagt, du weißt, wie man sie alle an der Nase herumführt. Wie soll das gehen? Sie überprüfen doch alles.«

»Hier drin schon. Hier geht es auch nicht. Es geht nur, wenn du wieder zu Hause bist. Du gehst einfach in die Drogerie oder in die Apotheke und kaufst dir Abführmittel. Vor jedem Essen nimmst du eine Hand voll davon. So kannst du ganz normal essen, aber du verdaust das Essen nicht, sondern jagst es, bevor es dich dick macht, durch den Darm wieder hinaus. So nimmst du kein Gramm zu! Ich hab's probiert. Es klappt supergut!«

»Klingt schrecklich! So ähnlich wie Kotzen! Ich weiß nicht, ob ich das tun kann … ob ich es tun will.«

»Ich schon. Wenn dieser blöde Knöchel abgeheilt ist und ich wieder drei Kilo drauf habe, darf ich nach Hause zurück, und dann mach ich es wieder. So habe ich mich voll unter Kontrolle. Irgendwas muss ich schließlich tun. Hast du schon mal eine dicke Balletttänzerin gesehen?«

»Ich hab überhaupt noch nie eine gesehen. Nur auf Fotos. Ich glaube aber nicht, dass ich das tun könnte, Sharon. Lieber mach ich weiterhin meine Nummern- und Farbentage.«

»Farbentage? Von Nummerntagen hab ich ja schon gehört, aber Farbentage?«

Rebecca biss sich auf die Lippe. Wie konnte sie bloß so ein Geheimnis ausplaudern?

»Ach, nichts. Ich bin manchmal ein bisschen zerstreut. Ich muss im Moment über so vieles nachdenken, weißt du …«

»Kann ich mir vorstellen. Mir geht's genauso! **Sie werden nie verstehen, wie viel wir planen müssen. Aber wir, wir wissen es. Die Welt ist einfach anders für uns, Becky. Wir müssen immer die Kontrolle behalten.** Das ist leichter gesagt als getan. Ich war selbst so blöd, meine Knochen so zu schwächen, dass ich mir gleich den Knöchel gebrochen habe. Aber ich schwör's dir – jetzt hab ich wieder alles unter Kontrolle!«

Und ich auch, dachte Rebecca und sah ihre neue Freundin zärtlich an.

Kapitel sieben

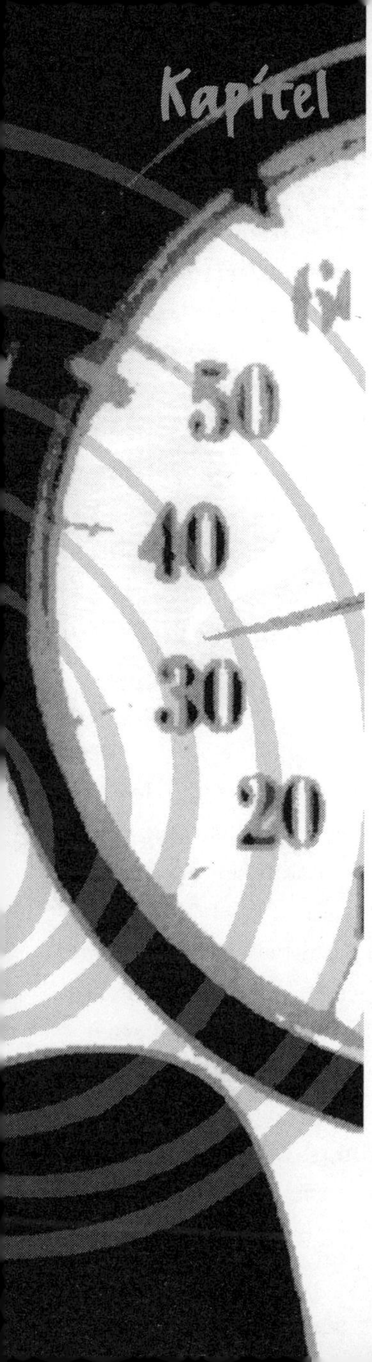

Eine Woche später durfte Rebecca wieder nach Hause.

»Oh Becky, es ist so schön, dich wieder bei uns zu haben!«, sagte ihre Mutter und strahlte.

»Willst du meine Basketballkarten sehen?«, fragte Oliver.

»Komm, iss dein Curry auf«, bat ihr Vater.

Die kleine Hannah konnte noch nichts sagen. Sie mümmelte weiter ihren Reis, den die Mutter gab.

Rebecca war müde, aber sie fühlte sich gut. Sie hatte alles unter Kontrolle. Sie hatte eine Serviette auf dem Schoß, und wenn niemand hinsah, schaufelte sie ein paar Gabeln voll Reis hinein. Und sie hatte sich, als sie mit der Mutter einkaufen war, ein Abführmittel gekauft – für den Fall des Falles. Aber sie hoffte, es nicht nehmen zu müssen. Es hieß, sie dürfe die nächsten drei Wochen noch nicht in die Schule gehen. Aber sie hatte es sowieso nicht eilig damit; denn sie hatte schon so viel verpasst, dass es bestimmt stressig werden würde, alles aufzuarbeiten. Während sie ihrer Familie beim Essen zusah, wiederholte sie im Kopf einen Vers aus ihrem neuesten Gedicht:

Sie essen und essen,
schaufeln in sich rein.
Ich will nur noch allein sein,
ganz für mich allein.
Weg von allem anderen,
nur für mich da sein.
Mich von ihnen allen
und von mir selbst befrei'n.

Sie fragte sich: Warum habe ich das geschrieben? Ich will doch gar nicht von allem und allen Menschen weg, oder? Warum schreibe ich Dinge, die nicht stimmen oder die ich nicht verstehe?

Sie nahm eine Gabel voll Curry-Reisfleisch in den Mund und kaute sie vierzehnmal. Morgen würde sie einen orange Tag machen. Sie würde nur Karotten und Orangen essen – und Mangos, wenn Oliver ihr eine übrig ließ. Orange. Sie mochte orange Tage.

Rebecca hatte schon an Sharon geschrieben. Sie wollte ihre neue Freundin bald wieder besuchen, aber sie fühlte sich zu schwach für den langen Weg bis nach St. Carmel's.

Gewicht verlieren und dabei doch kräftig bleiben – das versprach ein schwieriger Balanceakt zu werden, aber Rebecca freute sich sehr auf diese Herausforderung. Eigentlich war es im Moment das Wichtigste für sie.

Jess hatte sie am Nachmittag besucht, aber sie hatte so viel über ihren Asfid geredet, dass Rebecca irgendwann abgeschaltet und nur noch so getan hatte, als würde sie zuhören. Es war ein neues Spiel von ihr: Wenn sie auf eine Person traf, die sich selbst gern reden hörte und sie mit endlosen Reden langweilte, hörte sie nicht mehr zu, sondern lächelte einfach und sagte von Zeit zu Zeit erstaunt »Echt?«, und das reichte! So hatte sie mehr Zeit für ihre eigenen Gedanken, ihre eigene Lebensplanung – zumindest, was den nächsten Tag betraf.

Von jetzt an musste jeder Tag sorgfältig geplant werden. Wie der orange Tag morgen. Sie hatte erreicht, dass sie beim Einkaufen mitgehen durfte (das war wichtig, wegen der Abführmittel) und hatte ihre Mutter überredet, lauter orangefarbene Lebensmittel zu kaufen. Ihre Mutter hatte Gott sei Dank nichts gemerkt; sie war offensichtlich froh gewesen, dass sich Rebecca überhaupt wieder für irgendeine Nahrung interessierte. Rebecca hatte ein leichtes Spiel gehabt.

Aber das war noch nicht alles. Man musste so einen Plan auch richtig durchführen.

Zum Frühstück gab's Orangen. Zum Mittagessen den Eidotter eines frei laufenden Huhns (sie hoffte, er würde wie gewöhnlich orange sein und nicht gelb; manchmal erwischte man einen gelben). Zum Abendessen Karotten und

Kürbis. Das war gut. Nur Eiweiß, kein Fett. Wenn sie das zwei Wochen lang durchhielt, würde sie dreiunddreißig Kilo wiegen. Dann würde sie aufhören. **Dreiunddreißig war eine gute Zahl.**

Rebecca war müde und ging früh ins Bett. Sie hoffte, sie würde nicht wieder träumen. Ihre Träume waren zurzeit überhaupt nicht schön. Eigentlich wollte sie noch ein Gedicht schreiben, aber kaum hatte sie sich hingelegt, schlief sie auch schon ein.

Der orange Tag klappte.

Der gelbe Tag, der Fünfertag und der Achtertag auch.

Wenn der Hunger kam, musste Rebecca den Trick mit der weißen Untertasse anwenden, um stark zu bleiben. Aber sie blieb stark und zog ihren Plan mit eiserner Disziplin durch. Auch beim Anziehen. Den rechten Socken vor dem linken. Und den linken vor dem rechten Schuh. Den linken Schuh zubinden, bevor sie den rechten anfasste. Immer nur zwei bestimmte Hosen tragen. Zehnertage und rote Tage einlegen.

Sechsunddreißig Kilo.

Sie zog weite, schlabberige Blusen und Pullis an. Erst die Unterhosen, dann die Socken, dann die Jeans. Sie machte das, um ihre Eltern zu täuschen. Es war nämlich bald so weit, dass sie in die Schule zurückkehren durfte. Mit sechsunddreißig Kilo, hoffte sie, würde man sie in den Unterricht gehen lassen, aber vorher musste sie noch zu Dr. Ryan in die Sprechstunde. Und dem konnte sie nichts vormachen.

Da war es wohl besser, zu Dr. Chingh zu gehen. Sie würde darum bitten, lieber zu ihm gehen zu dürfen. Vielleicht konnte sie den Trick mit den Bleigewichten noch mal machen. Das Abführmittel hatte sie noch nicht benutzt. Ihre Selbstkontrolle hatte so gut funktioniert, dass es nicht nötig gewesen war. Aber sie hatte es noch – als Notnagel und eiserne Reserve.

Heute war Olivers Geburtstag. Es sollte ein brauner Tag werden, und zufällig machte ihre Mutter heute Würstchen im Blätterteig und einen großen Schokoladenkuchen. Beides war braun. Besser hätte es also gar nicht laufen können.

Als sie die warmen Würstchen roch und anschließend den Kuchen, der warm und feucht aus dem Ofen kam, packte Rebecca zum ersten Mal seit Wochen ein richtiger Heißhunger.

Ihre Mutter deckte draußen den Tisch und Oliver und seine Freunde sahen ein Video. Rebecca nahm die noch warmen Würstchen im Blätterteig aus dem Ofen und legte sie auf einen großen Teller. Sie zählte sie. Es waren sechsunddreißig. Wie ihr Gewicht! Sie dachte: Habe ich damals, als ich umgekippt bin, nicht siebenunddreißig Kilo gewogen? Das könnte mir jederzeit wieder passieren. Und was dann? Dann heißt es, Schule gestrichen, ab ins Krankenhaus.

Bloß nicht. Lieber schnell was essen.

Rebecca stopfte sich ein Würstchen in den Mund. Dann noch eins. Und noch zwei hinterher. Sie liebte diesen warmen, fleischigen Geschmack. Noch eins.

Es war geschehen. **Sie hatte die Kontrolle über sich verloren und zehn Würstchen im Blätterteig gegessen.**

Sie fühlte sich schrecklich voll und war wütend auf sich. Warum das jetzt? Wo doch bisher alles so gut geklappt hatte ... Sie brachte Oliver und seinen Freunden die restlichen Würstchen im Blätterteig. Sie wusste, sie würden sie in wenigen Minuten vertilgen und nicht danach fragen, ob es mal zehn mehr gewesen waren.

Vor ihr stand der Kuchen.

Nein, das durfte sie nicht! Es war der Geburtstagskuchen. Er wurde immer erst angeschnitten, wenn die Kerzen drauf waren und jeder »Happy Birthday« gesungen hatte. Sie durfte es nicht. Aber er war so verlockend.

Sie tat es. Sie schnitt ein Stück davon ab, aß es schnell und wischte sich die Krümel vom Mund. Oh Gott, dachte sie, jetzt sehe ich bestimmt aus wie Jessie! Wie schrecklich!

Als sie sich das zweite Stück Kuchen abschnitt, kam ihre Mutter herein.

Sie sagte: »Becky, könntest du mal ... Hey, das ist Ollies Geburtstagskuchen! Wir haben noch nicht mal Kerzen draufgesteckt! Wenn du unbedingt was essen musst, und ich bin froh, dass du **willst**, dann nimm dir ein paar Frankfurter oder Würstchen im Blätterteig! **Nicht den Kuchen!** Also, wirklich, was hast du dir bloß dabei gedacht!«

Rebecca stand da wie ein begossener Pudel und schämte sich. Sie fühlte sich so schuldig! Alle ihre Pläne hatten so gut geklappt, und jetzt das! Wie konnte sie nur Olivers Geburtstagskuchen kaputtmachen! Sie mochte Oliver doch!

Da fiel ihr das Abführmittel ein.

Sie stürmte ins Bad. Sie fühlte sich stark und zum Platzen voll. Wie töricht von ihr, nach der langen Zeit alles in wenigen Minuten aufzugeben! Sie erinnerte sich an das, was Sharon gesagt hatte, und nahm eine Hand voll Pillen. Sie waren zu allem Überfluss auch noch braun, sodass sie keine Gefahr lief, die Regeln zu brechen. Dann ging sie zu den anderen zurück. Sie sah, wie Oliver und seine Freunde »Happy Birthday« sangen und anschließend über den Kuchen herfielen. Gott sei Dank – Oliver merkte nicht mal, dass ein Teil vom Kuchen fehlte. Er schnappte sich ein Stück und wandte seine Aufmerksamkeit sofort wieder dem Video zu.

Es dauerte etwa drei Stunden. **Dann wurde Rebecca sehr, sehr krank.**

Wenn es nicht ausgerechnet an Olivers Geburtstag passiert wäre, hätte Rebecca vielleicht verheimlichen können, dass sie krank war.

Vielleicht.

Aber weil es nur eine Toilette gab und die dauernd von Olivers Freunden besetzt war, sah sich Rebecca gezwungen, sich hinter den Schuppen auf den Rasen zu kauern. Dreimal. Ihr Magen brannte wie Feuer. Nie wieder, sagte eine Stimme in ihr. Wie konnte ich das bloß tun?

Ihr Bruder fand sie dort, als er einem Crickettball hinterherjagte. Sie lag wie leblos auf dem Rasen, schwach und hundeelend, und später dachte sie noch: Gut, dass ich wenigstens die Jeans noch rechtzeitig hochziehen konnte.

Er rief: »Hey, Becky, was ist mit dir? Iiih, du hast ja überall hingekackt! Weg da, Jungs, meiner Schwester ist schlecht. Spielt mal ohne mich weiter. Becky, warte, ich hol Dad!«

Rebecca hatte keine Lust zu warten. Sie richtete sich mühsam auf und rannte mit letzter Kraft ins Bad, wo sie sich wie in Trance wusch. Dann musste sie noch mal. Es war so schrecklich! Nie mehr, sagte ihr Gehirn, nie mehr!

»Bist du's, Becky?«

»Ja, Mum.«

»Gott sei Dank, wir suchen dich schon überall. Oliver sagt, dir war schlecht. Draußen, im Garten. Er hat es mit dem Gartenschlauch weggespült. Komm, ich bring dich ins Bett. Du bist es einfach nicht mehr gewöhnt, normal zu essen. Komm, Liebes, Hannah muss auch ins Bett, aber erst bring ich dich ins Bett.«

Als Rebecca aus dem Bad taumelte, war sie leichenblass; ihr Kopf und ihr Darm waren leer. Mich zuerst? Das sind ja ganz neue Töne, dachte sie. Sie schlief ein, dann musste sie wieder zur Toilette. So ging es die ganze Nacht. Ihr Bauch tat weh. Es hatte keinen Sinn mehr, auf der Schüssel zu sitzen, sie hatte längst alles von sich gegeben, aber sie musste sich hinsetzen, ihr Bauch tat so weh.

Ihre Mutter kam ein paarmal herein, um nach ihr zu sehen. »Sie muss eine Magenverstimmung haben«, hörte

Rebecca sie sagen. »Immerhin hat sie zwei Stücke von Ollies Geburtstagskuchen gegessen, bevor auch nur die Kerzen drauf waren.«

»Sie ist eben nicht mehr gewohnt, viel zu essen, Liebes. Aber wenigstens hat sie wieder damit angefangen, normal zu essen. Darüber bin ich heilfroh. Wär doch gut, wenn wir uns nicht mehr ständig Sorgen machen müssten ihretwegen. Sie hat uns schon genug Nerven gekostet.«

Dann hörte Rebecca noch etwas anderes, etwas, von dem sie nicht gedacht hätte, dass ihre Mutter es wusste. Sie konnte nicht alles verstehen, nur Wortfetzen. Ihre Eltern waren schon draußen, als ihre Mutter davon anfing.

»Doch, ich bin ziemlich sicher ... nein, sie hat keine von meinen genommen, das hätte ich doch gemerkt ... nein, hat nichts gesagt ... sie und schwanger? Nein, unmöglich! Nicht Becky ... Ich sollte wohl besser mit Dr. Ryan darüber reden ... Was? Nein, nicht möglich ... Ich meine ... ja, seit drei Monaten ... ich hab so viel zu tun, Liebling ...«

Als Rebecca aufwachte, fühlte sie sich ausgetrocknet und leer.

Sie sah auf die Uhr. Neun. War heute ein Schultag oder ein Wochenendtag? Egal. Was spielte das jetzt noch für eine Rolle? Eigentlich spielte nichts mehr eine Rolle. Nicht mal ihre Träume. War es ein Traum gewesen? Nein. Sie erinnerte sich an die Unterhaltung ihrer Eltern, die sie mit angehört hatte. Sie wussten Bescheid. Bestimmt hatte dieser

Dr. Chingh es ihnen gesagt. Ihr hatte er auch davon erzählt. Hatte es Amenorrhö genannt, Fehlen der Monatsblutung.

Es musste ein Wochenendtag sein. Dad war da und sprach mit irgendjemandem. Sie erkannte natürlich sofort seine Stimme. Dann hörte sie noch eine männliche Stimme – Dr. Ryan.

»Wissen Sie, ich dachte, es ist besser, ich komme selbst vorbei nach Ihrem Anruf. Wahrscheinlich hat sie Amenorrhö. Das passiert Kids wie Rebecca, wenn sie ihrem Körper durch Nahrungsentzug Schaden zufügen. Sobald sie wieder ordentlich isst und, sagen wir, wieder mindestens vierzig Kilo wiegt, bekommt sie ihre Periode wieder. Ich werde Dr. Chingh befragen, er weiß mehr darüber ... Aber machen Sie sich keine Sorgen, sie wird darüber hinwegkommen. Es ist nur ein vorübergehender Zustand – nichts Ungewöhnliches bei Mädchen ihres Alters.«

Eine kleine Pause. Ihr Vater sprach.

»Ein Zustand – das ist das richtige Wort für die Aufregung, in die sie uns stürzt. Madame hat ihre Zustände! Toll! Und was ist mit uns? Wir sind ihr doch egal. Hauptsache, alles dreht sich um sie. Ich glaube, sie spinnt wirklich ein bisschen!«

Rebecca konnte nicht glauben, dass es ihr Vater war, der das gesagt hatte. Vielleicht ist das alles nur ein Traum, dachte sie. Am besten bleibe ich erst einmal im Bett. Später, wenn ich noch ein bisschen geschlafen habe, werde ich vielleicht ein Gedicht schreiben.

Sie hoffte, dass ihr eins einfallen würde. Oft fielen ihr Gedichte einfach so ein. Sie wollte ein Gedicht über

Träume schreiben. Nicht über schlechte Träume. Sondern über gute.

Sie schrieb:

Träume.
Alles ist hohl,
alles ist leer.
Träume.
Die Schule, Hannah, das Leben.
Und das Streben.
Die Anstrengung, die man
sich selbst macht.
Babys, Babys,
zu viele Babys.
Nicht für mich.
Nicht so groß.
Niemals.
Nie mehr.

Kleiner,
ich werd kleiner.
Hohl und leer.
Hohl.
Alles in mir ist hohl.
Alles nur
Träume.

Rebecca las noch einmal, was sie geschrieben hatte. Sie fühlte, wie Ekel in ihr hochstieg, dann erinnerte sie sich an die Schrecken des gestrigen Tages: an Olivers Geburtstag, den Kuchen, die Würstchen im Blätterteig und den schlimmen Durchfall. Sie empfand ein tiefes Schamgefühl, als sie daran dachte, wie Oliver sie gefunden hatte, und dann Stolz und Zuneigung zu ihrem Bruder, der alles für sie sauber gemacht und nichts gesagt hatte. Noch dazu, wo sie doch seinen Geburtstagskuchen angeschnitten hatte.

Alles um sie herum war so kaputt.

Jemand klopfte an ihre Tür.

»Mum?«

»Ja, ich bin's, mein Schatz. Ich bring dir Tee und trockenen Toast. Kann ich hereinkommen?«

»Ja. Klar.«

Ihre Mutter fragte sonst nie, ob sie hereinkommen dürfte. Sie platzte einfach so herein. Hier in der Familie Massoni war Privatsphäre ein Fremdwort. Aus diesem Grund hatte Rebecca ja immer so vorsichtig planen müssen.

Rebecca schlürfte den dünnen schwarzen Tee. Sie aß sogar ein bisschen von dem Toastbrot. Nicht sich selbst zuliebe, denn ihr war es egal, ob sie etwas aß oder nicht, aber sie wollte ihrer Mutter nicht schon wieder Sorgen machen.

»Wir haben mit Dr. Ryan gesprochen, Becky. Eigentlich wollte ich schon früher mit dir darüber reden, Dr. Chingh hat es mir gesagt, aber irgendwie … du weißt ja, wie es so ist …«

Rebecca fühlte einen sauren Geschmack im Mund.

»Ja, Mum, ich weiß. Du hast so viel um die Ohren mit Oliver und Hannah, dass du nicht auch noch eine Tochter brauchen kannst, die spinnt. Ich hab gehört, wie Dad das gesagt hat. Wie kann er bloß so etwas Liebloses sagen?«

»Er hat es nicht so gemeint, Liebes. Er ist nur sehr besorgt, das ist alles. Ich meine, du warst immer so … normal, weißt du, gut in der Schule und so, und lieb zu Oliver und Hannah. Wir sind glücklich und dankbar, dich zu haben, es ist nur … wir können einfach nicht verstehen, warum das alles passiert ist.«

»Ich weiß es doch auch nicht, Mum. Verstehst du das nicht?«

»Dabei bist du doch wirklich nicht zu dick. Und du warst es auch nie! Weißt du, ich hab ein bisschen über Magersucht gelesen in der letzten Zeit. Ich hab mir die Zeit genommen.« Ihre Mutter lächelte sanft.

»Sie sagen, es liegt daran, dass viele Mädchen so aussehen wollen wie Models – du weißt schon, all die superschlanken Frauen aus der Werbung. Dabei bist du längst schlanker als sie! Also, wenn's wirklich das ist, warum hörst du nicht auf damit und isst endlich wieder vernünftig?«

»Verstehst du denn nicht, Mum? Ich weiß es nicht!«

Rebecca blieb zwei Tage lang im Bett. Sie hätte aufstehen können, sie fühlte sich wieder ein bisschen kräftiger, aber sie wollte nicht.

Sie wollte in Ruhe nachdenken und Pläne machen.

Heute Morgen war Dr. Ryan wieder vorbeigekommen. Ihre Mutter hatte an ihrem Bett gesessen und ihm aufmerksam zugehört.

Zuerst hatte er sie gewogen.

Sechsunddreißig Kilo.

Er hatte geseufzt und gesagt, unter diesen Umständen könne sie noch nicht in die Schule zurückkehren, und wenn sie nicht aufpasse, müsse er sie sogar wieder ins Krankenhaus einweisen.

Er hatte sie gefragt, wann ihre Monatsblutung aufgehört habe. Sie war sich nicht sicher, aber sie nahm an, vor mehr als drei Monaten. Er fragte weiter, ob sie später einmal Kinder haben wollte. Sie hatte geantwortet, noch nie darüber nachgedacht zu haben, und das stimmte ja auch.

Er hatte ihr mitgeteilt, wenn sie so weitermachen und nicht ordentlich essen würde, würde sie wahrscheinlich nie Kinder bekommen können.

Sie hatte erwidert, das mache ihr nichts aus, sie würde ihren Eltern ja auch nur Sorgen machen.

Er hatte gesagt, sie müsse auch diese Frage wichtig nehmen, nicht nur ihren Eltern, sondern vor allem auch sich selbst zuliebe.

Sie fühlte sich total elend und hatte ihn gebeten, sie allein zu lassen.

Ihre Mutter weinte zu all dem.

Auch Rebecca weinte.

Dr. Ryan hatte noch gesagt, er müsse weitere Untersuchungen vornehmen, wenn sie nicht zunähme. Sie müsse mindestens vier Kilo zunehmen. Sie hatte gesagt, sie wolle es versuchen. Und gleichzeitig gewusst, dass sie es nicht tun würde.

Nachdem er gegangen war, war Oliver hereingekommen und brachte ihr eine Praline mit Geleefüllung. Er wusste, dass sie die Dinger gern mochte. Sie hatte sie gegessen. Er wollte wissen, was mit ihr los war, aber sie konnte es ihm nicht sagen. Dann fragte er sie, ob sie mit ihm Scrabble spielen würde, und sie spielten miteinander. Sie hatte verloren.

Am Abend stand sie auf und ging duschen. Ihre Mutter bot ihr an ihr zu helfen, aber Rebecca wollte nicht, dass jemand sie nackt sah. Irgendwie spürte sie, dass sie nicht gut aussah, auch wenn sie nicht wusste, warum.

Sie wollte einen weißen Tag einlegen. Sie überlegte. Milch, Kokosnüsse … was gab es noch Weißes? Und weiße Sachen würde sie anziehen. Weiße Turnschuhe, ein weißes Hemd, weiße Shorts. Nein, es war zu kalt für Shorts. Aber weiße Hosen oder Jeans besaß sie nicht.

Rebecca merkte, dass jeder am Esstisch sie anstarrte, sogar Hannah. Ihre Mutter hatte Quiche gemacht, es erinnerte sie an Jill Belloni. Und an Sharon. Sie entschied, dass sie sich im Krankenhaus wie zu Hause fühlen würde. Sharon hatte nicht auf ihren letzten Brief geantwortet. Vielleicht war sie inzwischen wirklich gestorben.

Rebecca schnitt ihre Quiche langsam in zehn Teile. Sie wusste, dass ihre Eltern sie beobachteten, aber sie musste es einfach tun. Hatte sie sich nicht vorhin unter der Dusche für die Zahl zehn entschieden? Nein, erinnerte sie sich, sie hatte sich für gar keine Zahl entschieden.

Stattdessen wollte sie morgen einen Farbentag machen. Weiß.

Sie kaute ein Stück von ihrer Quiche. Zehnmal. Zu dumm, dass sie keine weiße Hose hatte. Dann würde sie sich eben selbst eine machen. Aus einem Betttuch. Sie konnte gut nähen. Sie würde die Hose erst heute Nacht nähen, wenn die anderen schliefen.

Sie aß ein Zehntel ihrer zermanschten Kartoffel und zehn Erbsen. Es war still am Tisch. Das Einzige, was sie hörte, war ihr Herzschlag. Und Oliver, der seinen Teller leer kratzte.

Dann aß sie noch ein kleines Stück Quiche.

Ich muss damit aufhören, dachte sie, ich mache mich langsam lächerlich. Sie sagte, sie sei müde, und ging ins Bett. Bevor sie einschlief, dachte sie noch, im Grunde ist es doch allen egal. Alles war wie ein seltsamer Traum.

Vielleicht war es nur ein Traum.

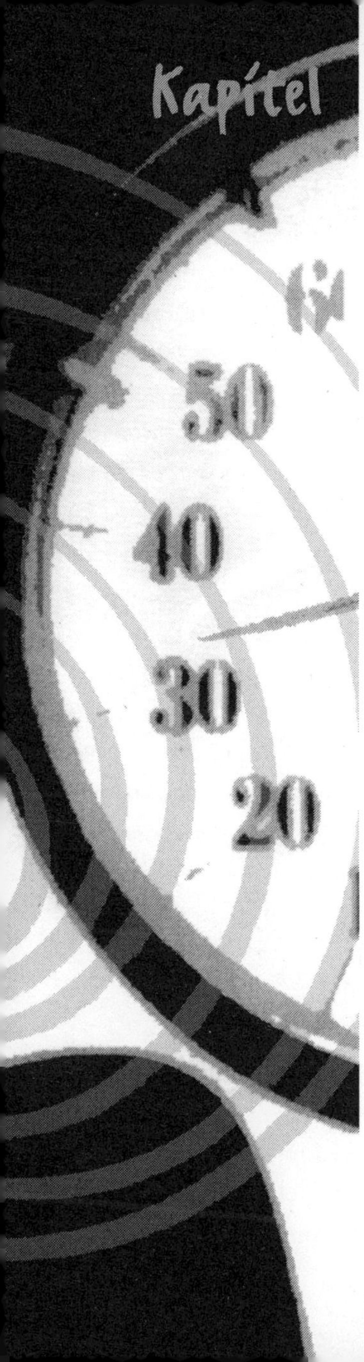

Kapitel acht

Als Rebecca morgens aufwachte, wusste sie, dass etwas nicht stimmte.

Es hatte ein weißer Tag werden sollen. Aber sie war eingeschlafen und hatte vergessen, sich eine weiße Hose zu nähen. Schon wieder hatte sie die Kontrolle verloren!

Sie stellte sich auf die Waage.

Fünfunddreißigeinhalb Kilo.

Großartig! Vielleicht war es gar nicht so schlimm, wenn sie wieder ins Krankenhaus musste. Da hatte sie wenigstens Freundinnen, die sie verstanden. Sharon. Und Jill. **Aber vielleicht war Sharon schon tot.** Aber nein. Sharon würde nicht sterben. Die war viel zu stark und lebendig dafür. Nichts konnte sie umbringen, nicht mal Jessicas Doughnut.

Apropos Jessica. Sie wollte heute nach der Schule kommen. Das hatte ihre Mutter gestern gesagt. Diese Jessica, die überall ihre Essensreste versprühte, war das Letzte, was Rebecca heute brauchen konnte. Beim bloßen Gedanken daran wurde ihr übel.

Sie zog einen weißen Strumpf über ihren rechten Fuß, dann den anderen über den linken.

Immer dieses Ritual, sie machte es nun schon zwei Jahre und hatte sich nie gefragt, warum. Sie griff nach ihrem linken weißen Turnschuh, schnürte ihn zu und vermied es so lange, den rechten auch nur anzusehen. Dann kam das weiße Hemd dran, dann weiße Knickerbocker. Es war kalt, aber ihr blieb keine andere Wahl. Es mussten unbedingt weiße Shorts sein.

»Ist dir nicht kalt, Becky?«, fragte ihr Vater.

»Nein«, log sie.

»Diese Shorts lassen deine Beine so dünn aussehen, Becky. Zieh dir lieber 'ne Jeans an, du hast ja schon Gänsehaut«, sagte ihre Mutter und fütterte Hannah Löffel für Löffel mit Haferschleim.

»Meine Jeans sind dreckig«, log Rebecca.

»Trotzdem – irgendwas Warmes zum Anziehen wird schon noch da sein.«

»Aber nichts Weißes. Ich weiß nicht, warum, aber ich muss heute unbedingt was Weißes tragen. Ich nähe mir nachher eine Hose – aus einem Bettlaken.«

Ihre Mutter hörte auf, Hannah zu füttern und starrte sie an. »Was machst du? Du hast doch noch genug andere Hosen im Schrank. Was soll der Blödsinn, dass du nur Weiß tragen willst? Das ist ja lächerlich. – Was willst du eigentlich zum Frühstück essen?«

Rebecca ging zum Kühlschrank und öffnete ihn. Als sie den Käse entdeckte, stieß sie einen Seufzer der Erleichterung aus. Ziegenkäse, der Lieblingskäse ihrer Mutter. Und er war weiß.

»Ich trinke ein Glas Milch, Mum, und ... kann ich bitte was von deinem Ziegenkäse haben?«

»Seltsame Sitten, Ziegenkäse zum Frühstück, aber bitte, meinetwegen kannst du ihn ganz haben! Wenigstens interessierst du dich überhaupt mal wieder für Essen! Ich hoffe, dein Interesse hält ein bisschen an. Ich bin froh, dass du meine Worte ernst nimmst.«

Rebecca legte etwas von dem Käse auf einen Teller und schnitt ihn in fünf gleiche Teile. Lieber fünf als zehn. Zwei Stücke wollte sie jetzt gleich essen und die anderen drei heute Mittag. Sie schenkte sich ein kleines Glas Milch ein. Gute weiße Milch.

»Das ist aber ein armseliges Frühstück«, meinte Oliver. »Zwei Stückchen Käse und ein paar Schluck Milch. Kein Wunder, dass du so mager bist, Becky.«

Er zuckte die Schultern und widmete sich seinem dritten Teller Cornflakes.

»Weißt du was, Becky?«, fragte ihre Mutter. »Du kannst nachher einen schönen Kuchen backen. Jess kommt nach der Schule, und du weißt doch, wie gern sie Kuchen mag.«

»Und ob ich das weiß. Haben wir eigentlich noch Kokosraspeln da? Ich möchte einen Kokoskuchen backen.« Ja. Das ist gut. Kokosraspeln. Weiße Kokosraspeln.

Ihre Mutter lächelte. »Weißt du noch, wie du als Kind immer die Kuchenform ausschlecken wolltest? Das hast du immer so gern getan. Hannah! Was machst du denn schon wieder!«

Hannah hatte etwas von ihrem Haferschleim erbrochen. Ihr ganzer Hochstuhl war voll. Um Gottes willen, dachte Rebecca. Hoffentlich ist es keine Bulimie! Das musste sie Sharon erzählen! Warum hatte Sharon nicht auf ihren Brief geantwortet? »Ich erinnere mich, Mum. Der Käse schmeckt übrigens super!«

Dabei schmeckte er ihr gar nicht. Er war trocken und sauer. Aber die Milch war nicht schlecht. Rebecca nahm fünf Schluck davon.

Später fand sie das Kuchenrezept und die passenden Zutaten. Sie aß fünf kleine Teelöffel Kokosraspeln. Sie fühlte sich schwach und tauchte ihren Finger fünfmal hintereinander in weißen Zucker. Schließlich war Zucker ein Energiespender. Sie leckte den Zucker von ihrem Finger. Fünfmal.

Als sie Butter, Milch und Zucker verrühren wollte, kam ihre Mutter von hinten und legte sanft die Arme um sie.

»Hier hast du eine Schürze, Liebling! Nicht, dass das schöne weiße Hemd dreckig wird!«

Rebecca konnte gerade noch verhindern, dass ihre Mutter ihr die Schürze umband.

»Nicht! Sie ist rot!«, schrie sie. »Heute ist ein weißer Tag! Nimm die Schürze weg!«

Rebeccas Mutter stand sprachlos da, mit offenem Mund. Ihre Hände umklammerten zitternd die rote Plastikschürze.

»Rebecca! Was ... soll das? Was ist los? W-was soll dieses dumme Gerede von wegen weißer Tag? Was hast du, um Gottes willen?«

Rebecca machte die Augen zu und schrie lautlos in sich hinein. Sie konnte es nicht erklären. Sie fand keine Worte dafür.

»I-ich rede mit dir, Rebecca«, stammelte ihre Mutter. »Kannst du mir mal erklären, was das soll?«

»Nichts. **Ich habe mich entschieden, einen weißen Tag einzulegen**«, sagte Rebecca und seufzte. **Wie sollte sie ihrer Mutter das erklären? »Es ... es beruhigt mich. So weiß ich, dass ich mich unter Kontrolle habe, Mum.**«

Ihre Mutter starrte sie wortlos an. Kein Laut war zu hören.

»Schon gut. Mach weiter«, flüsterte ihre Mutter.

Dann ging sie hinaus. Rebecca vermied es, sie anzusehen, und nahm all ihre Kraft zusammen, um sich auf das Kuchenbacken zu konzentrieren. Sie aß fünf kleine Teelöffel Zucker. Ich muss kräftig bleiben, dachte sie, ich darf nicht wieder in Ohnmacht fallen.

Der Kuchen sah gut aus. Rebecca machte einen weißen Überguss aus Fett und Puderzucker und bestreute das Ganze mit weißen Kokosflocken. Es sah perfekt aus – der schönste weiße Kuchen, den man sich nur denken konnte.

Sie würde auch ein kleines Stück davon essen, wenn Jessie da war. Das würde jeden umhauen, vor allem Jessica.

Rebecca saß am Küchentisch und wartete auf Jess. Ihr war kalt, aber sie hatte keine Wahl. Sie musste die weißen Shorts tragen. Sie hüllte sich in ein weißes Tuch, das aussah wie ein Sarong, aber es wärmte leider auch nicht. Sie dachte, das Tuch sieht sowieso eher rosa als weiß aus, also was soll's. Sie wärmte sich, indem sie ihre Beine damit abrieb.

Jess machte große Augen, als sie den Kuchen sah, und noch größere, als sie Rebecca in Shorts dasitzen sah.

»Frierst du nicht?«, fragte sie ungläubig.

»Nö, kein bisschen«, log Rebecca. Sie mochte es, zu lügen. Es verunsicherte andere so schön. Sie merkte, langsam bekam sie Übung darin.

»Natürlich friert sie«, sagte Rebeccas Mutter. »Aber sie bildet sich ein, sie muss heute unbedingt weiß tragen, und da sie keine weiße Jeans hat … Ich lass euch jetzt allein, ich muss nach Hannah sehen. Vielleicht bringst du sie zur Vernunft, Jess. Ich hab jedenfalls für heute genug.«

Rebecca schluckte.

»Was ist los? Was hat sie denn?«, fragte Jess und starrte auf den Kuchen.

»Ich weiß nicht«, log Rebecca, »sie ist etwas schlecht gelaunt heute. Hannah hat sich vorhin übergeben müssen, und du weißt ja, immer wenn's um Hannah geht, macht sie sich solche Sorgen … Hier, probier mal.«

Jess nahm sich ein großes Stück Kuchen. Rebecca sah ihr dabei zu. Es dauerte nicht lange, da hatte Jess Kokosflocken auf den Lippen und im Haar verteilt und verstreute überall im Raum Kuchenkrümel.

»Was macht die Schule?«

»Sie nervt. Zu viele Hausaufgaben zurzeit. Ach, da fällt mir ein, Mr Selby hat mir Aufgaben für dich mitgegeben; ein paar andere Lehrer auch.« Jessicas Kopf verschwand in ihrer Schulmappe. Sie gab Rebecca ein paar Zettel mit Kokos-Zuckerguss drauf.

»Danke. Das wäre nicht nötig gewesen«, meinte Rebecca. »Obwohl es nicht schaden könnte, mal wieder was zu arbeiten.« Sie wischte den Zuckerguss von den Blättern, während sich Jessie noch ein Stück Kuchen nahm.

»Hey, der ist gut, der Kuchen! Hast du den gemacht?«, sagte Jessica kauend und schmatzend. »Möchtest du ein Stück? Vermutlich nein, welche Frage. Soll ich dir was sagen, Becky? Du hast richtige Hühnerbeine, so dürr sind die. Komm, nimm doch ein Stück, wenigstens eins! Wann kommst du eigentlich in die Schule zurück? Als du aus dem Krankenhaus entlassen wurdest, hieß es, in drei Wochen. Aber das ist auch schon wieder einen Monat her. Becky, du fehlst mir. Weißt du was? Ich geh immer noch mit Asfid. Aber einen Zungenkuss kriegt er von mir nicht mehr. Weißt du noch, damals, die Sache mit dem Kaugummi?«

Rebecca hatte wirklich ein Stück Kuchen essen wollen, aber wenn sie an die Geschichte mit dem Zungenkuss dachte, verging ihr der Appetit. Jess redete unterdessen unbeeindruckt weiter.

»Mr Selby fragt oft nach dir. Vielleicht ist er in dich verknallt. Obwohl ich mir das im Moment nicht mehr vorstellen kann bei deinen dürren Hühnerbeinen. Außerdem ist er verheiratet und viel zu alt. Ich soll dir schöne Grüße von ihm sagen, und wenn du gesund wirst und dich richtig reinhängst, hast du sogar Aussichten, den Schülerwettbewerb in Mathe zu gewinnen. Aber wer weiß, wann du wieder gesund wirst. Bist du eigentlich in letzter Zeit mal wieder in Ohnmacht gefallen?«

Rebecca schüttelte den Kopf. Jess nahm sich noch ein Stück Kuchen.

Sie musste auch ein Stück essen. Nur ein kleines. Eins, das man in fünf Happen aufessen konnte. Sie schnitt sich ein winziges Stück ab, schnitt es in fünf Teile und aß eins davon auf.

»Weißt du was, Becky? Vor langer Zeit, so ungefähr vor einem Jahr, hast du richtig toll ausgesehen. Einfach gut. Aber jetzt bist du dürr wie ein Besenstiel. Nicht mal 'nen Busen hast du mehr. Wenn ich bloß wüsste, warum du diese blöde Magersucht bekommen hast. Die anderen in der Schule reden über dich, und sie machen sich große Sorgen um dich. Ich bin die Einzige, die dich immer wieder besucht. Was hat das mit der weißen Hose zu bedeuten?«

Rebecca verfluchte insgeheim ihre Mutter. Sie aß noch ein Stückchen Kuchen. Dann noch eins. Bald hatte sie das ganze Stück aufgegessen. »Ich glaube, Hannah ist krank«, sagte sie. »Und Mum flippt dann immer leicht aus, weißt du.«

»Wenn du mich fragst, bist du der Grund, warum sie ausflippt. Hast du eigentlich in der letzten Zeit mal in den Spiegel geguckt, Becky? Es heißt, gute Freundinnen sollen ehrlich zueinander sein. Und ich muss dir sagen, du bist nur noch ein Schatten deiner selbst. Komm, nimm noch ein Stück, vielleicht hilft das was. Ich wette, du hast heute noch nichts gegessen.«

»Stimmt nicht, du Klugscheißerin! Ich habe zum Frühstück Milch getrunken und Ziegenkäse gegessen. Und jetzt den Kuchen hier.«

»Das nennst du essen? Schließlich ist es schon halb fünf! Und was gab's heute Mittag?«

»Da war ich mit Kuchenbacken beschäftigt. Nebenher hab ich etwas genascht. Kokosraspeln und Zucker. Sogar ziemlich viel.«

Jessica grübelte.

»Als deine Mum vorhin sagte, du trägst nur weiße Sachen, hat sie wohl nicht kapiert, dass du obendrein nur noch weiße Sachen isst. Ich bin nicht so doof, wie du denkst. Dafür kenn ich dich schon zu lange, Becky.«

»Red keinen Unsinn, Jess! Du meinst, ich esse nur Sachen von einer Farbe? Du hältst mich wohl für verrückt, was? Und außerdem – es ist mir total egal, ob sie in der Schule über mich reden! Sollen sie sich doch das Maul zerreißen! Und ob du diesem dämlichen Asfid einen Zungenkuss gibst oder nicht, ist mir total egal!«

»Ich dachte nur, es interessiert dich vielleicht. Und, weil wir schon dabei sind – warum interessierst du dich eigentlich gar nicht mehr für Jungs?«

»Weil ich gar keine Zeit für so was habe. Ich hab genug damit zu tun, mein eigenes Leben in Ordnung zu bringen, ich kann mich nicht auch noch um andere kümmern. Du weißt ja gar nicht, wie anstrengend das ist …«

»Oh Becky, es wird Zeit, dass du die Sachen so siehst, wie sie sind! Weißt du, was ich heute gemacht habe? Ich war den ganzen Tag in der Schule, ich hab heute Mittag Volleyball gespielt, und jetzt muss ich heim und etwas zu essen machen, weil Mum Spätschicht hat, dann muss ich Hausaufgaben machen und mich anschließend noch um die Wäsche kümmern. Alles, was du bisher gemacht hast, war, soweit ich weiß, einen Kuchen zu backen und darüber nachzudenken, wo du was Weißes zum Essen und zum Anziehen herkriegst! So leicht wie du möchte ich's mal haben! Ich hab nur meine Mum – und Asfid, vielleicht. Du hast deine Eltern, einen Bruder und eine Schwester, und du bist viel besser in der Schule als ich. Trotzdem geht's dir, wie es scheint, im Moment ganz schön dreckig. Hat dir der Arzt im Krankenhaus eigentlich gesagt, wie du diese Magersucht loswerden kannst?«

Rebecca sah Jessica an. Jessica hatte längst aufgehört zu kauen. Sie sah sehr ernst aus.

»Nein«, sagte Rebecca leise. »Nicht so richtig.«

In diesem Moment kam Rebeccas Mutter zurück – mit Hannah auf dem Arm.

»Hi, Mrs Massoni. Der Kuchen schmeckt toll. Becky hat auch ein Stück davon gegessen. Wie geht's Hannah? Becky sagt, sie ist krank.«

Oh nein, dachte Rebecca. Oh nein!

»Hannah? Nein, sie ist nicht krank – aber Becky ist es!«, sagte ihre Mutter.

Als Jessica gegangen war, ging Rebecca ins Bad und nahm eine warme Dusche.

Aber auch hier war die Ruhe bald vorbei.

»Becky! Beeil dich, ich will auch duschen! Ich bin ganz dreckig vom Fußballspielen. Komm endlich!«, rief Oliver und klopfte an die Badezimmertür.

Sie trocknete sich eilig ab. Als sie nach ihrem Bademantel griff, sah sie sich im Spiegel. Jessie hatte Unrecht. Sie sah nicht wie ein Schatten ihrer selbst aus. Sie war immer noch zu fett. Aber das war nicht so schlimm. Sie wusste ja, was sie dagegen machen konnte!

Rebecca öffnete die Tür.

»Danke, Becky. Sieh mich nur an!«

Oliver war von oben bis unten voll Dreck. Rebecca hatte gar nicht gemerkt, dass es regnete. Sie hatte über zu vieles nachdenken müssen.

Sie ging in ihr Zimmer und deckte sich ganz fest zu. Sie wartete noch mit dem Einschlafen. Sie wusste, ihre Mutter würde bald hereinkommen.

Es dauerte nicht lange, dann kam sie. Und ihr Vater auch. Sie setzten sich auf ihr Bett, jeder auf eine Seite.

»Wie fühlst du dich, Becky?«, fragte ihr Vater.

»Gut. Ich bin nur ein bisschen müde. Jessie ist so anstrengend. Sie redet so viel.«

»Becky, sie hat gesagt, dass du nur Dinge von einer gewissen Farbe isst. Nur weiße, hat sie gesagt. Aber ich hab dich doch auch schon Gemüse essen sehen. Und Karotten. Stimmt das? Isst du manchmal nur grüne oder orange Lebensmittel? Becky, du musst uns helfen, damit wir dir helfen können.«

»Bitte lass mich jetzt in Ruhe, Mum. Ich bin müde. Jess hat mir übrigens Arbeit mitgebracht, aus der Schule. Sobald ich mich etwas ausgeruht habe, fange ich damit an. Kann ich jetzt bitte schlafen?«

»Nein!«, rief ihr Vater wütend, in einem Ton, den Rebecca ganz und gar nicht mochte.

»Hör zu! Wenn du dich nicht zusammennimmst, müssen wir dich wieder ins Krankenhaus bringen. Rebecca, wenn du einfach nur mehr Zuwendung brauchst – und das steht in vielen Artikeln über Magersucht drin, deine Mutter hat in der letzten Zeit einige davon gelesen –, die bekommst du, so viel du willst! Aber das ist noch nicht alles. Da steckt mehr dahinter. Wir haben dich doch alle lieb, Becky …«

Rebecca hörte, wie ihr Vater leise schluchzte. Sie fühlte sich entsetzlich. Schwach und müde, einfach entsetzlich.

»Dad, bitte, lass mich jetzt schlafen. Ich stehe nachher wieder auf und esse mit euch. Ich versprech's.«

»Das solltest du auch. Ich ertrage es nämlich allmählich nicht mehr, dich so zu sehen. Und ich ertrage es nicht mehr, mit ansehen zu müssen, wie deine Mutter darunter leidet. Und Oliver auch, obwohl du das natürlich gar nicht merkst. Es liegt allein bei dir, das zu ändern, Rebecca. Unser ganzes Familienglück hängt jetzt von dir ab. Ist es das, was du wolltest? Ist es eine Art Machtkampf, Rebecca? **Willst du unbedingt die Wichtigste in unserer Familie sein?** Willst du das?«

»Hör sofort damit auf!«, kreischte ihre Mutter.

»Aber so ist es doch! Das hat diese Psychologin im Krankenhaus doch gesagt. **Macht,** hat sie gesagt, **Macht ist es, was sie wollen. Kontrollieren. Manipulieren. Sie wollen auf sich aufmerksam machen.**«

»Aber sie hat auch gesagt, dass sie noch nicht weiß, was Beckys Problem ist, abgesehen von der Magersucht. Sei nicht so streng, wir wissen doch noch gar nicht, was in Becky vorgeht. Ruh dich aus, Becky. Und wenn du fertig bist, kommst du und isst mit uns.«

»Genau«, sagte ihr Vater. »Wir machen auch Reis für dich – weißen Reis. In Ordnung?«

»Hör auf, Brad! Komm lieber mit. Schlaf gut, Becky.«

Natürlich konnte Rebecca nicht schlafen. Sie fühlte sich, als hätte sie heute alles falsch gemacht. Dabei hatte sie es so gut geplant! Aber irgendwie hatte sie die Kontrolle verloren. Sie musste sie zurückbekommen.

Rebecca hörte im Halbschlaf, wie ihre Mutter sie zum Tee rief, aber sie drehte sich noch mal um und blieb liegen. Sie schlief etwa eine Stunde lang, dann musste sie auf die Toilette gehen. Sie fühlte sich schwach und schwindelig.

Sie kroch aus dem Bett und hörte die Stimmen ihrer Eltern.

»Wir müssen Dr. Chingh anrufen, Brad. Er soll Jill Bescheid sagen, Jill Belloni. **Sie braucht Hilfe.**«

»Und du auch, Liebes. Und ich auch. Wir müssen auch an Ollie und Hannah denken.«

«Und an Rebecca.«

»Natürlich. Auch an Rebecca.«

Rebecca mochte den Ton ihres Vaters nicht.

»Wo steckt sie überhaupt? Sie hat versprochen, sie kommt und isst mit uns. Und sie kommt nicht! Also, mir wird das allmählich zu bunt!«

Mir auch, dachte Rebecca. Sie ging in die Küche, im Bademantel.

Alle sahen sie an. Sie holte tief Luft. Sie sagte: »Tut mir Leid. Ich habe länger geschlafen, als ich dachte. Ich hol mir was zu essen.«

»Lass nur, Liebes. Setz dich. Wir hatten Reis und Fisch mit Curry. Was möchtest du?«

Rebecca setzte sich. Sie war froh, nicht länger stehen zu müssen. Sie fühlte sich schwach auf den Beinen, und ihr war immer noch schwindlig. Ich muss besser planen, dachte sie. Ich muss etwas essen. Und diesmal nehme ich nicht mehr so viele Abführmittel wie das letzte Mal. Nur ein paar Tabletten. Dann sind sie zufrieden, weil ich esse – und ich bin es auch.

»Mmm, riecht gut. Ich hätte gern Reis, Mum – und etwas Fisch mit Curry. Das hab ich doch schon immer gern gehabt, nicht wahr, Dad?«

»Schon möglich. Weißt du eigentlich, was ich gern esse, Rebecca? Oder was deine Mutter gern isst? Gibt es überhaupt in dieser Familie jemanden außer dir selbst, an dem du Interesse hast?«

Rebecca biss sich auf die Zunge und sagte nichts.

Sie sah auf den Teller vor sich. Nicht zu sehr. Sie konnte damit umgehen. Sie wusste, dass ihre Eltern sie beobachteten. Sie nahm den ersten Happen und unterdrückte den Würgreiz. Der Fisch war braun, nicht weiß. Aber sie aß den ganzen Teller leer. Sie wusste ja, wie sie es später wieder loswurde. Sie hatte sich wieder unter Kontrolle.

»So ist es gut, Becky. Siehst du, Brad, ich wusste, dass es wieder besser wird!«, sagte ihre Mutter. »Magst du noch was, Becky?«

»Warum nicht, Mum?«, erwiderte Rebecca, obwohl sie innerlich fast an ihren Worten erstickt wäre.

»Ach, Liebes, es ist so schön, dich wieder vernünftig essen zu sehen!«, sagte ihre Mutter und strahlte.

»Ich wette, die Leute in Afrika würden einander für so ein Essen umbringen«, meinte ihr Vater. »Ich bin froh, dass du dich wieder zusammenreißt, Rebecca. Hoffen wir, dass es so bleibt.«

Rebecca liebte ihren Vater. Aber sie hätte das ganze Essen am liebsten an die Wand gespuckt oder noch lieber in sein Gesicht. Es war so schwer, das Fisch-Curry hinunterzuwürgen. Warum musste es auch brauner Fisch sein!

»Wenn du so weitermachst, Rebecca, dann kannst du bald wieder in die Schule gehen. Wenn nicht, musst du leider wieder ins Krankenhaus!«

Ihre Mutter rief: »Hör sofort damit auf, Brad! Es ist schon so schwer genug …«

Rebecca schlug sich den Magen voll. Dann lächelte sie ihre Eltern an. Sie hoffte, es war ein freundlich unverbindliches Lächeln. Das hatte sie mal irgendwo gelesen, vor ihrer Krankheit. Freundlich unverbindlich. Sie mochte diese Redewendung.

»Ich bitte euch, streitet nicht«, sagte Rebecca. Sie hoffte, es klang freundlich unverbindlich genug. »Es tut mir wirklich Leid, dass ich euch solche Sorgen gemacht habe.«

Sie schlang den Rest des ekligen brauen Fisches herunter und zwang sich noch mal zu lächeln.

»Zufrieden? Dann ist ja alles gut. Ich geh jetzt duschen, und dann mach ich meine Hausaufgaben, ihr wisst schon, die Sachen, die Jessica vorbeigebracht hat. Danke für das leckere Essen, Mum, es hat echt gut geschmeckt.«

Rebecca schwebte lächelnd hinaus. Dann drehte sie sich unauffällig noch mal um. Ihre Eltern standen da und starrten einander an. Mit offenem Mund.

Sollen sie doch, dachte Rebecca. Hauptsache, sie lassen mich in Ruhe.

Sie ging in ihr Zimmer und nahm eine Hand voll Abführpillen. Weniger als das letzte Mal. Oder hieß es »weniger wie das letzte Mal«? Sie versuchte, sich auf das richtige Wort zu konzentrieren, aber es ging nicht, ihr Bauch war so schrecklich voll. Sie ging ins Bett, immer noch im Morgenmantel. Bis morgen, dachte sie. Morgen bin ich diesen widerlichen braunen Fisch wieder los.

Aber es sollte nicht bis zum nächsten Morgen dauern. Rebecca saß ungefähr eine Stunde lang über den Aufgaben, die Jess ihr mitgebracht hatte. Sie hatte kein großes Interesse daran, sie fühlte sich nur noch voll und unwohl.

Plötzlich setzten die Schmerzen ein. Ihr Magen brannte und fühlte sich wie ein Klumpen an. Sie rannte zur Toilette. Als sie dort saß und sich vor Schmerzen krümmte, musste sie einsehen, dass sie auch diesmal zu viele Tabletten genommen hatte. Hatte Sharon nicht gesagt, man müsse eine Hand voll davon nehmen?

Sie konnte sich nicht mehr genau erinnern. Aber als sie endlich in ihr Zimmer zurückkehrte, hatte sie keinen Krümel mehr im Magen.

Vielleicht ist es doch nicht so schlecht, dachte sie. Das ist es! Ich kann essen, so viel ich will, und Mum und Dad sind zufrieden, und dann werde ich es einfach wieder los. Die Schmerzen sind es wert. Morgen früh wiege ich bestimmt nur noch fünfunddreißig Kilo.

Rebecca musste in dieser Nacht noch dreimal aufs Klo, und als sie morgens aufwachte, fühlte sie sich schwach und zerschlagen. Sie schleppte sich mit letzter Kraft ins Badezimmer.

34

Vierunddreißig Kilo!

Sie konnte es kaum glauben. Wunderbar! Sie kroch ins Bett zurück und machte Pläne für den Tag.

Sie war geschwächt, aber glücklich. Überglücklich! Jetzt hatte sie ein neues Geheimnis.

Rebecca wartete, bis sie ihren Vater losfahren hörte. Während sie im Bett lag und wartete, schmiedete sie Pläne.

Mit den Farbentagen würde sie eine Zeit lang aufhören müssen. Es war zu auffällig. Vielleicht sollte sie stattdessen jeden zweiten Tag Abführmittel nehmen und nur an diesen Tagen viel essen. An den anderen Tagen würde sie fast nichts essen, sondern ihr Essen in Plastiktüten in ihren Taschen verstecken. Ja, so würde sie's machen.

Sechs Tage lang hielt sie durch.

Manche von diesen sechs Tagen waren besonders anstrengend. Sie verbrachte die meiste Zeit in ihrem Zimmer und sagte, sie würde lernen. Einmal kam Jessica vorbei und brachte ihr Arbeit mit, aber als ihre Mutter ins Zimmer kam und sagte, Jessica sei da, stellte sie sich schlafend. Sie konnte sie jetzt noch nicht sehen.

Rebecca lernte an diesen Tagen viel, aber nicht für die Schule. Sie lernte, wie man kleine Bissen zerkaute und das Zerkaute unbemerkt in eine Plastiktüte in der Hosentasche schob. Sie lernte, ihr Essen auf dem Teller zu stapeln und Teile davon so zu verstecken, dass es aussah, als hätte sie zumindest etwas davon gegessen. Sie lernte, wie viel Abführmittel sie nehmen musste, um das erwünschte Ergebnis zu erzielen.

Und sie lernte, dass sie sich sehr schonen musste. Sie musste sich viele Stunden am Tag hinlegen, wenn sie durchhalten wollte.

Ihre Eltern waren wachsam, aber sie hatten zu viele andere Sorgen. Hannah war stark erkältet und weinte viel. Oliver verstauchte sich beim Fußballspielen den Knöchel. Und Rebeccas Vater sprach davon, dass er vielleicht bald entlassen werden würde. Weil Rebecca bei alledem stets so aussah, als würde sie ordentlich essen, achteten die Eltern nicht mehr so sehr auf sie.

Bis zum siebenten Tag.

Rebecca stand nackt auf der Waage, als ihre Mutter plötzlich ins Bad rannte. Sie griff sofort nach ihrem Bademantel, aber ihre Mutter war schneller und riss ihn an sich.

»Um Gottes willen, Becky! Du bist ja nur noch Haut und Knochen! Los, stell dich noch mal auf die Waage. Keine Widerrede! Meine Güte!

Zweiunddreißig Kilo!«

Rebecca schrie: »Kann man in diesem Haus nicht einen Moment allein sein!« Aber dann dachte sie: **Toll! Zweiunddreißig Kilo!** Bald hab ich nur noch dreißig! **Ich wusste doch, dass es klappt!**

»Und wir waren so blöd und dachten, es wird besser und du kannst bald wieder in die Schule gehen! Ich kann es nicht glauben! Die großen Hemden, die du immer anhast … ich hatte ja keine Ahnung, dass du darunter nur noch ein Skelett bist! Becky, **was machst du mit dir, was machst du mit uns?** Brad! Komm sofort her und sieh dir das an!«

Rebecca riss ihrer Mutter den Bademantel aus den Händen, und als sie eilig versuchte ihn anzuziehen, fiel eine Plastiktüte mit zerkautem Toastbrot aus einer der Manteltaschen. Ihre Mutter bückte sich rasch und hob sie auf. Wortlos starrte sie die Tüte an.

»Dein Frühstück! Brad, komm sofort her! Nein, du haust mir nicht ab, mein Mädchen, du bleibst schön hier!

Ich will, dass dein Vater sich das ansieht!« Ihr Vater kam ins Bad, die zusammengefaltete Zeitung noch in der Hand.

»Was ist denn hier los? Was geht hier vor, Rebecca?«

»Stell dich noch mal auf die Waage, Rebecca! Schau, Brad! Zweiunddreißig Kilo! Du solltest sie mal nackt sehen! Sie ist nur noch Haut und Knochen, und hier, das ist ihr Frühstück von heute, in einer Tasche versteckt, und wir haben die ganze Zeit gedacht, sie isst wieder richtig, dabei hat sie lauter labbrige Hemden und Pullis an, damit man's nicht sieht, und ...«

»Beruhige dich, Liebes! Ich rufe sofort Dr. Ryan an. Ich weiß, es ist Samstag, aber er hat gesagt, ich kann anrufen, wenn es ernst ist, und das ist es. Du gehst solange ins Bett, Rebecca! Zieh dir einen Schlafanzug über. Oder besser nicht. Er soll dich ruhig so sehen. Mein Gott, bist du dumm! Ich kann nicht fassen, dass ich so eine dumme Tochter habe! Schau dich doch an!«

Ihr Vater drehte sie zur Seite, sodass sie ihr eigenes Spiegelbild sah. **Und Rebecca gefiel, was sie da sah. Sie sah jetzt nicht mehr zu fett aus.** Nur noch ein paar Kilo, dann war sie perfekt ...

Eine Stunde später saß Rebecca immer noch auf dem Bett, in ihrem Bademantel, und wartete auf Dr. Ryan. Sie dachte: Sollen sie doch mit mir machen, was sie wollen. Selbst wenn sie mich wieder ins Krankenhaus stecken, was soll's? Ich finde schon einen Weg, wie ich alles unter Kontrolle kriege, ich war schon nahe dran. Wen interessiert diese blöde Schule, all die dämlichen Typen, die sich mit Kuchen und Doughnuts und Sandwiches und Braten und

Hotdogs voll stopfen? Ich muss weiterhin mit dem linken Bein zuerst ins Bett gehen, das ist das Einzige, was ich nicht falsch gemacht habe. Wie konnte ich bloß so trottelig sein, die Badezimmertür offen zu lassen? Es muss doch einen Riegel geben, natürlich gibt es einen, aber ich fühle mich so leicht, so schwerelos, ich muss mich ein bisschen hinlegen. Also, zuerst das linke Bein …

Rebecca schlief ein. Dr. Ryans Stimme weckte sie. Er stand bei ihr, neben ihm ihre Eltern.

»Hallo, Rebecca. Was muss ich da hören? Zweiunddreißig Kilo? Erst mal werde ich deinen Blutdruck messen. Kremple mal den Ärmel hoch.«

Sie sah zu, wie er die Manschette um ihren Arm band. Sie vermied es, ihre Eltern anzusehen.

Dr. Ryan sah ihre Haare und ihre Fingernägel an. Dann schob er ihr die Augenlider zurück. Kein bisschen Privatsphäre hat man hier, dachte sie, als er sie bat, ihren Bademantel auszuziehen und ihr das kalte Stethoskop auf die nackte Brust setzte. Sie machte die Augen zu und versuchte wieder an ihre weiße Untertasse zu denken, aber es klappte nicht, wenn dauernd drei Leute um sie herumstanden und sie anglotzten. Sie konnte ihre Blicke durch die geschlossenen Augenlider spüren. Hastig zog sie den Mantel wieder zu.

»Also, mach die Augen auf, meine Liebe, und hör mir gut zu! Meiner Ansicht nach bist du gerade auf dem besten Weg, dich zu Tode zu hungern! Deine Magersucht ist schon so schlimm geworden, dass du sie nicht mehr unter Kontrolle bekommst!«

Stimmt nicht, dachte Rebecca. Natürlich hatte ich alles unter Kontrolle. Wenn meine neugierige Mutter nicht plötzlich ins Bad gestürmt wäre, wärst du jetzt gar nicht hier.

»Dein Blutdruck ist viel zu niedrig und dein Herzschlag alles andere als normal. Sieh dir bloß mal deine Nägel an! Sie sind dünn und brüchig, auch deine Haare sind dünn und spröde, und ich gehe jede Wette ein, dass du zu wenig Blut hast! Und noch etwas – ist dir eigentlich aufgefallen, dass du mehr Haare auf dem Körper hast als sonst?«

Es war ihr aufgefallen, aber sie zog es vor, nicht zu antworten.

»Was hat das zu bedeuten, Doktor?«, fragte ihre Mutter.

»Nun, wenn der Körper zu viel Fett verliert, dann friert er leicht, und um das auszugleichen, schützt er sich manchmal durch vermehrten Haarwuchs. Ich hoffe, du hörst mir zu, Rebecca! Was du da machst, ist extrem gefährlich! Alles Übrige überlasse ich lieber Dr. Chingh. Er ist der Fachmann.«

»Wird sie es überstehen?«, fragte ihr Vater leise. Rebecca sah nicht hin, aber sie hörte ihre Mutter leise weinen.

»Ich weiß es nicht. Es liegt bei ihr, wie es weitergeht. Auf jeden Fall muss sie noch heute ins Krankenhaus zurück. Ich rufe gleich dort an und sehe zu, dass sie ein Bett bekommt.«

»Kann ... kann sie daran sterben?«, stammelte Rebeccas Mutter.

»Nun, die häufigste Todesursache bei Magersucht ist der Herzstillstand. Er stellt sich ein, wenn man so lange hungert, dass der Körper an Muskelmasse verliert, auch am Herzmuskel. Ich glaube aber nicht, dass es bei Rebecca schon so weit ist; außerdem kann sie im Krankenhaus ständig überwacht werden. Es hat schon einmal geklappt bei ihr, hoffen wir, dass es wieder funktioniert.«

Rebecca wurde blass. **Vielleicht war sie diesmal wirklich zu weit gegangen. Aber nein, beruhigte sie sich, der Doktor will dir bloß Angst einjagen.**

Im Krankenhaus würde sie Sharon wiedersehen. Sharon würde sicher wissen, was zu tun war.

Sie legten sie in ein Einzelzimmer.

Rebecca war erschöpft. Sie wollte nur noch schlafen. Alles war schief gelaufen. Ihr Vater hatte sie ins Krankenhaus gefahren, während ihre Mutter bei Hannah und Oliver blieb. Beim Abschied hatte Oliver so traurig ausgesehen. Sie ahnte, auch er fühlte sich irgendwie von ihr im Stich gelassen.

Vor allem hatte sie sich selbst im Stich gelassen, als sie die verdammte Badezimmertür offen gelassen hatte.

Während der Fahrt hatte ihr Vater kaum ein Wort gesprochen. Er hatte nicht mehr nur besorgt, sondern richtig ärgerlich ausgesehen. Im Gehen hatte er noch gesagt, er würde heute Abend zusammen mit ihrer Mutter vorbeikommen.

Darauf kann ich verzichten, dachte Rebecca. Die machen mir bloß die Hölle heiß. **Vielleicht ist Sterben gar nicht so schlecht, dachte sie flüchtig – wenn man tot ist, sehen alle nur noch das Gute an einem. Wirklich sterben?**

Sie hatte etwas Papier und ihren Kugelschreiber mitgenommen. Vielleicht schreibe ich später ein Gedicht, dachte sie. Ein bequemes, nettes, harmloses Gedicht. Sie fühlte sich seltsam schwer, obwohl sie wusste, dass das nicht stimmen konnte. Sie wollte fliegen und wusste doch, es ging nicht. Sie döste vor sich hin, und die Gesichter aller Menschen, die sie kannte, zogen in ihren Träumen an ihr vorbei. Da waren Oliver, Hannah, Jessica, ihre Mutter, ihr Vater, Dr. Ryan, Dr. Chingh und Sharon …

»Hallo, da bist du ja wieder, Rebecca!«, begrüßte Schwester Scott sie. »Komm, ich muss deine Temperatur messen. Herzlich willkommen wieder bei uns!«

»Ach, Sie sind's.« Rebecca sah das volle Tablett auf ihrem Nachttisch. »Danke, ich hab schon zu Mittag gegessen.«

»Rebecca, du willst mich doch nicht schon wieder anlügen?«

»Warum nicht? Früher oder später werden Sie's ja doch erfahren, dass ich eine Lügnerin bin.«

»Sehr witzig. Schätze, wir werden dich gründlich beobachten müssen.«

»Tun Sie, was Sie nicht lassen können. Schließlich werden Sie ja dafür bezahlt!«

Die Schwester ignorierte ihre schnippische Bemerkung. »Dr. Chingh wird später kommen und mit dir reden. Ich bleibe erst mal hier sitzen, bis du etwas gegessen hast. Wir müssen doch zusehen, dass du wieder groß und stark wirst, nicht wahr?«

Rebecca hätte schreien mögen. Jetzt hatten sie wieder die Kontrolle über sie! Aber sie durfte sich ihren Ärger nicht anmerken lassen. Sie musste sich konzentrieren, sich zusammennehmen.

Sie sah auf das Tablett. Sandwiches, ein Glas Orangensaft, eine Birne. Die Birne würde sie ganz essen. Den Rest nicht.

Sie nahm die Birne und schnitt sie in kleine Stücke. Zwölf, entschied sie. Es dauerte einige Zeit. Irgendwie arbeitete ihre Hand nicht so gut wie sonst. Sie fühlte sich so seltsam pelzig an.

Schwester Scott summte ein Liedchen und sah zu, wie Rebbecca vier kleine Schnitz Birne aß.

Dann trank sie vier Schluck Orangensaft und war damit beschäftigt, ein Viertel des belegten Brötchens in zwölf Teile zu schneiden. Das Sandwich zerfiel in Brösel, und die Füllung quoll heraus. Tunfisch, vermutete Rebecca. Langsam aß sie vier kleine, bröselige Happen.

Schwester Scott sagte: »Ich kann kaum glauben, dass du immer noch auf diese Art dein Essen klein schneidest. Das hatten wir doch alles schon!«

Jetzt fiel es Rebecca wieder ein. Natürlich! Schwester Scott wusste schon das letzte Mal Bescheid von wegen Essen schneiden und so. Sie musste besser aufpassen und alles viel sorgfältiger planen. Es lief nicht gut für sie.

»Ist Sharon noch hier?«

»Sharon? Welche Sharon? Ach ja, die Balletttänzerin. Meinst du die?«

»Ja. Sie war in einem Zimmer mit mir, wissen Sie noch?«

»Nein, nicht mehr so genau. Wir haben so viele Mädchen hier drin, weißt du. An Sharon erinnere ich mich, aber dass ihr in einem Zimmer zusammen wart ... warte mal, ja, genau, jemand hat ihr einen Doughnut gegeben, und ein andermal habt ihr euer Essen getauscht und ihr ist schlecht geworden, und ...«

»Es reicht, es reicht. Also – ist sie noch hier oder nicht?«

Rebecca staunte selbst, wie aggressiv und schlecht gelaunt sie war. Früher hätte sie es nie gewagt, Schwester Scott zu fragen, und wenn, dann sicher nicht in so einem barschen Ton. Aber das war ihr inzwischen längst egal. Irgendwie war doch alles egal.

»Ja, sie ist noch hier. Aber du bleibst gefälligst hier, bis Dr. Chingh kommt! Mir gefällt dein Ton nicht, meine Liebe. Aber ich will dir zugute halten, dass es dir nicht gut geht.«

»Für eine Krankenschwester reden Sie aber ganz schön viel! Ich dachte immer, Krankenschwestern wären dazu da, sich um die Patienten zu kümmern und nicht dazu, Kommentare über alles abzugeben.«

Schwester Scott hob ihre gestochen scharfen Augenbrauen. »Woher willst du das wissen, Fräulein Naseweiß? Ich bin eine besondere Schwester. Ich kümmere mich ausschließlich um Patienten mit Essstörungen. Ich kenne mich hervorragend aus mit Leuten wie dir. Du solltest einsehen, dass du mir nichts vormachen kannst. Weder mir noch den Ärzten, noch Jill oder Mrs Karlinos. Wir wissen alles über dich und deinesgleichen, und ob du's glaubst oder nicht, wir verstehen dich besser, als du denkst!«

Das gefiel Rebecca ganz und gar nicht. Sie würde schon zu verhindern wissen, dass man sie durchschaute! Sie zog es vor, nichts mehr zu sagen, machte die Augen zu und legte ihren schweren Kopf auf das Kissen.

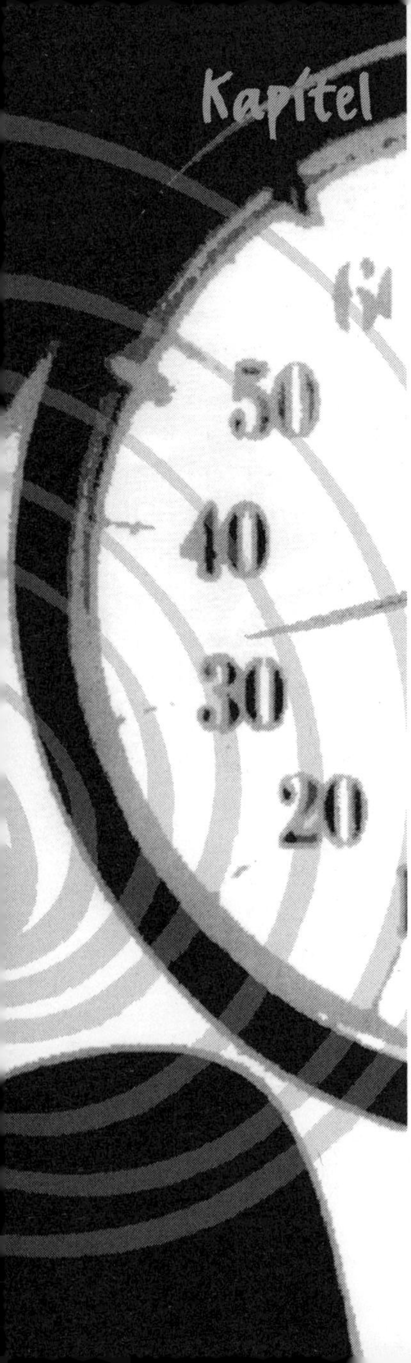

Kapitel neun

Rebecca wachte auf, als sie Stimmen hörte. Eine der vielen Stimmen kannte sie. Die Stimme ihrer Mutter. Und dann erkannte sie auch die zweite. Es war die von Jill, ja, die von Jill. Sie flüsterten, aber Rebecca konnte alles verstehen. Sie hielt die Augen geschlossen und hörte aufmerksam zu.

»Sie sieht so blass aus, Jill! Ich mache mir echt Sorgen um sie! Dr. Chingh meint, sie wird drüber hinwegkommen, aber ich weiß nicht … Ich bin völlig ratlos. Wenn ich nur wüsste, warum sie das macht …«

»Tja, das wüssten wir alle gern – aber vielleicht weiß sie es nicht mal selbst. Sie wissen ja, ich habe mit ihr darüber gesprochen, bevor sie ins Koma fiel. Wir haben ihr gedroht, wir hängen sie an einen Tropf, wenn sie nicht isst. Sie hat mir kein Wort über sich erzählt. Sie hat nur ein paarmal nach Sharon gefragt. Sie waren damals alle beide zu schwach, um zu gehen, daher haben wir Sharon im Rollstuhl zu ihr gebracht …«

»Dr. Chingh sagt, falls sie aufwacht …«

»Natürlich wacht sie auf! Sehen Sie, hier, der Schirm zeigt an, dass alle wesentlichen Körperfunktionen in Ordnung sind!«

Die Stimmen wurden leiser.

Jetzt erinnerte sich Rebecca wieder.

Natürlich, so war es. Sie hing am Tropf, und irgendwelche Drähte waren an ihrer Brust befestigt. Sie hingen an einem Bildschirm, der sie überwachte. So weit erinnerte sie sich noch.

Sie hatte Sharon gesehen. Sharon hatte furchtbar ausgesehen, dürr wie ein Skelett. Sie hatte behauptet, Rebecca sehe schrecklich dürr aus, aber so schlimm wie bei Sharon konnte es bei ihr nicht sein. Sharon wog

vierunddreißig Kilo und sie zweiunddreißig

– oder war es umgekehrt? Man hatte Sharon wieder eingeliefert, nachdem sie im Ballettsaal umgekippt war. Jill hatte sie hergebracht, sie sahen so komisch aus, alle beide im Rollstuhl. Als Jill gegangen war, hatte Rebecca Sharon von den Abführmitteln erzählt und Sharon hatte ihr vorgeschlagen, es das nächste Mal lieber mit Brechen zu versuchen, wenn sie solche Schmerzen von den Pillen bekam.

Vielleicht hat sie Recht, dachte Rebecca. Bruchstücke ihrer Unterhaltung kreisten in ihrem Schädel herum, drangen in ihr Bewusstsein und wieder heraus. Rein, raus, rein, raus …

Koma. Sie hatte im Koma gelegen. Wie lange schon? Sie wusste, was ein Koma war. Dr. Chingh hatte gesagt, sie könne erneut in ein Koma fallen, wenn sie nicht bereit sei, mitzuarbeiten.

Es war eine Erfahrung gewesen. Eine Erfahrung, von der sie genug hatte.

Wie hatte das alles angefangen?

Und warum?

Fragen über Fragen wirbelten in Rebeccas Kopf herum. Das war das Letzte, was sie gewollt hatte, dass all diese Leute um sie herumschwirrten und sich über sie den Kopf zerbrachen. Oder hatte sie das gewollt? Was hatte Jill gesagt? **Macht, Kontrolle, Manipulation, Aufmerksamkeit.** Ja, das hatte sie ihrem Vater mal erzählt. Das war es nicht. Aber sie dachten es wahrscheinlich.

Na ja, Kontrolle schon, über sich selbst, über ihre Gewohnheiten, aber doch nicht über die anderen. Nicht über ihre Familie. Und Aufmerksamkeit? Nein, das war es vermutlich auch nicht.

Rebecca ließ die Wörter in Gedanken an sich vorbeiziehen.

Sie dachte an die Schule – zum ersten Mal seit Wochen. An Mr Selby, Jess, Asfid und die anderen. **Was sie jetzt versäumt hatte, konnte sie wohl nicht mehr nachholen.** Sie würde das Jahr wiederholen müssen. Na ja, vielleicht auch nicht, sie war in den meisten Fächern sehr gut gewesen.

Sie war wirr im Kopf, aber gleichzeitig irgendwie seltsam ruhig. Sie spürte, dass ihre Nase und ihr Hals wund waren. Sie konnte sich schwach an einen Tubus erinnern, den man in sie eingeführt hatte. In die Nase oder in den Rachen? Sie wusste es nicht mehr.

Sie versuchte zu schätzen, wie lange sie wohl schon wieder im Krankenhaus war, aber es ging nicht. Tag und Nacht gingen ineinander über.

Dann kamen Dr. Chingh und Jill.

»Bist du wach? Ja. Dachte ich's mir doch«, sagte Dr. Chingh. »Wir haben eine schwere Zeit mit dir durchgemacht, Rebecca. Ich nehme an, es waren auch für dich schlimme Tage, auch wenn du dich vielleicht an vieles nicht mehr erinnerst.«

»Was ist passiert?«, fragte Rebecca. »Bin ich in Ohnmacht gefallen?«

»**Dein Körper ist in Ohnmacht gefallen**, sagen wir's mal so. Rebecca, **diesmal musst du mir wirklich ernsthaft zuhören**. Das heißt, **wenn du überhaupt weiterleben möchtest**. Wir möchten es alle. Deine Eltern wollen es. Aber das reicht nicht. **Du musst es wollen!** Du bist jetzt schon seit drei Wochen hier, Rebecca. Drei Wochen.«

»Kaum zu glauben. Mir ist, als wären es nur drei Tage gewesen. Sharon war bei mir, nicht wahr? Oder habe ich das etwa auch nur geträumt?«

»Nein, das war kein Traum«, erwiderte Jill sanft. »Sharon wollte dich besuchen, sie saß in einem Rollstuhl, erinnerst du dich? Leider ist sie im Moment zu schwach, um im Rollstuhl zu sitzen, sie muss im Bett liegen bleiben, so wie du. Aber wenn du dafür sorgst, dass es dir wieder besser geht, darfst du sie sehen. Also, fangen wir an! Dr. Chingh wird dir jetzt sagen, was du deinem Körper angetan hast. Ich finde, du hast dich schon schwer genug bestraft, Rebecca!«

So ernst wie jetzt hatte Jill noch nie ausgesehen. Auch Dr. Chingh lächelte nicht mehr.

»Rebecca, dein Herz und deine Nieren arbeiten nicht mehr richtig. Deine Eltern wissen über alles Bescheid. Wir haben mehrere Tests durchgeführt. Ist dir eigentlich klar, dass du auf dem besten Weg bist, zu Grunde zu gehen? Du hast nur noch so wenig weiße Blutkörperchen, dass du bei der geringsten Infektion gestorben wärst. **Schlimmer hätte es nicht mehr kommen dürfen.** Um zu überleben, musst du wieder etwas zu dir nehmen. Zuerst nur Flüssignahrung mit Eiweißzusatz. Tut mir Leid, aber jetzt liegt es an dir, wir haben getan, was wir konnten. Hörst du mir zu?«

Rebecca nickte stumm. Hoffentlich ist das alles nur ein böser Traum, dachte sie und bezweifelte es gleichzeitig.

»Bist du bereit mitzumachen … damit wir dir helfen können?«

Wieder nickte sie und die Gefahr, in der sie schwebte, wurde ihr langsam bewusst.

»Und da ist noch etwas. Ich sage es dir lieber gleich. Du weißt, dass du seit Monaten keine Periode mehr hast. Das macht dir auf die Dauer die Knochen kaputt. Und solange du nicht zunimmst und dein Körper nicht wieder richtig funktioniert, wirst du … wie soll ich sagen … nur noch schwache, brüchige Knochen haben. Wenn du Glück hast, kannst du vielleicht schon in einer Woche wieder gehen – aber nur mit deiner Hilfe.«

Der Gedanke, wieder etwas essen zu müssen, machte Rebecca Angst. Wie sollte sie das schaffen? Sie hatte völlig vergessen, wie man ordentlich isst. **Diesmal fiel ihr kein Plan mehr ein.**

Kein Farbentag, kein Nummerntag halfen mehr.

Sie konnte nichts mehr tun – fast nichts.

Aber wollte sie wirklich noch weiter hungern?

Rebecca schlürfte ihren Eiweißdrink. Sie nahm fünf Schlucke und zählte bis zwanzig, dann wieder fünf, dann zählte sie wieder bis zwanzig …

Endlich war das Glas leer. Sie hatte eine volle Viertelstunde gebraucht, um es leer zu trinken. Sie hatte sehr langsam bis zwanzig gezählt.

»Bravo!«, sagte Scott. »Schon das dritte Glas! In ein paar Tagen kannst du wieder feste Nahrung bekommen.«

Rebecca dachte, sie klingt schon wie meine Mutter, wenn sie Hannah füttert und mit ihr spricht. Kein Wunder. Auch sonst behandeln sie mich hier wie ein Baby – geben mir die Bettpfanne und waschen mich. Heute Morgen hatte sie versucht aufzustehen, aber es ging nicht. Da war ihr zum ersten Mal aufgefallen, dass ihre Zehen fast blau waren. Wenigstens hatte man ihr die Elektroden abgenommen und den Tropf auch. Es musste in der Nacht passiert sein, während sie geschlafen hatte.

Als Schwester Scott gegangen war, las Rebecca noch einmal das Gedicht, das sie kürzlich geschrieben hatte. Wann hatte sie es eigentlich geschrieben – heute, gestern oder schon vor ein paar Tagen? Sie konnte sich nicht erinnern.

AM TAG, BEVOR ICH STARB

Ich denke, es ist das Beste,
dieses Trauerspiel, das sich
Leben nennt, zu verlassen.
Was ich gesehen hab, gibt mir
Grund, es weniger zu lieben
als zu hassen.
Wenn ich den Sinn des Ganzen
such, vielleicht auch find,
weht er an mir vorbei schnell
wie der Wind.
Und es wird dunkel, eh ich ihn
kann fassen.

Das ist zu oft der Fall, ich weiß,
ich schaff's nicht mehr.
Ich hab den Willen nicht, der alles
mit sich reißt.
Ich habe lang schon das verlor'n,
was Hoffnung heißt.

Und wenn ich wirklich einmal
Hoffnung find,
Dann geht sie weg – und ich bin
wieder blind.

Zu blind, um meiner Zukunft
zu vertrau'n,
sei sie nun glänzend oder wie ein
böser Traum;
Es ist mir längst egal, wo ich im
Leben steh.
Es ist wohl besser, wenn ich aus
dem Leben geh.

Es muss Tage her sein, dass ich das geschrieben habe, dachte Rebecca. Ob Schwester Scott es wohl gelesen hat? Wie konnte ich es bloß dort liegen lassen! Wie lange es wohl schon dort liegt? Ich konnte es unmöglich schreiben, als ich noch die vielen Drähte am Leib hatte. Also bin ich an dem Tag, als ich es schrieb, gar nicht gestorben! Wie konnte ich nur so deprimiert sein. Was war nur mit mir passiert? Ach ja, richtig, Dr. Chingh hat mir ja gesagt, ich wäre beinahe gestorben. Vielleicht war es das, was mich so fertig gemacht hat. Und dass ich ganz blaue Zehen habe.

Ob sie das wohl wissen? Meine wunden Stellen, die vom Liegen kommen, kennen sie jedenfalls; sie träufeln immer irgendwas Klebriges drauf. **Ich wünschte, ich hätte einen Spiegel. Ich fühle mich zu fett, mein Bauch hängt lose herum, aber ich spüre auch jeden einzelnen Knochen.** Was hat er doch gleich über meine Knochen gesagt? Und wer hat das Gedicht womöglich noch gelesen? Ich muss viel vorsichtiger sein, ich muss mich wieder unter Kontrolle bekommen, ich habe sie verloren. Ich muss sie wiederhaben! Es liegt an mir, hat Dr. Chingh gesagt, und Jill auch. Ich wünschte, sie würden mich in einen Rollstuhl setzen, damit ich Sharon besuchen kann. Warum war Jess eigentlich nicht mehr hier? Ob sie mich vermisst hat? Wie geht's Oliver? Und Mum und Dad? Und Mr Selby? Was ist eigentlich da draußen los?

»WAS IST LOS DA DRAUSSEN?«,

hörte Rebecca sich brüllen.

Vor ihren Augen tauchte verschwommen eine blau uniformierte Frauengestalt auf. Sie schwankte und wedelte mit den Armen, ergriff Rebeccas Schultern und schüttelte sie.

Andere kamen herbei, unter ihnen Schwester Scott. Sie scheuchte die Frau in Blau weg und übernahm Rebecca, aber sie schüttelte sie nicht, sondern nahm sie fest in den Arm. Nach einer Weile hörte Rebecca auf zu schreien.

»Holen Sie Jill!«, sagte Schwester Scott zu irgendjemand. »Und holen Sie das Medikament, sagen Sie der Dienst habenden Schwester Bescheid, schnell!«

Rebecca hatte keine Ahnung, was los war, aber sie trank das Glas Wasser, das Schwester Scott ihr an die Lippen führte, und schluckte die kleine Tablette, die sie ihr dazu reichte.

Jill rollte herein. Ihre stahlblauen Augen strahlten und sie lächelte.

»Ich wollte gerade gehen, aber du bist es wert, dass ich meinen Feierabend opfere. Man hat mir gesagt, du willst wissen, was da draußen los ist? Wunderbar! Ich habe dir eine Menge zu erzählen! Scotty, bitte ruf John an. Sag ihm, ich komme heute erst spät nach Hause. Eigentlich bin ich mit Kochen dran, aber heute Nacht wird es nichts. Sag ihm, er soll sich selbst was machen oder sich was beim Imbiss holen. Danke.«

Rebecca starrte Jill ungläubig an. Sie konnte kochen? Vielleicht hatte sie daheim ein Mikrowellengerät auf einem niedrigen Regal oder eine umgebaute Spüle.

Jill seufzte. »Oje! Wo soll ich anfangen? Also, in Afrika ist gerade Bürgerkrieg. Mit tausenden, die sterben. Vor Hunger. Oder ermordet werden. Was noch? Letztes Wochenende, als du im Koma gelegen hast und wir dich so gut wir konnten gepflegt haben, sind zur gleichen Zeit elf Leute bei Autounfällen ums Leben gekommen. Was noch? Wir haben seit vier Tagen schönes Wetter, keinen Tropfen Regen. Uns hier drin könnte das egal sein, aber die Farmer brauchen Regen, sie haben's schwer – sie müssen die Tiere jetzt schon mit der Hand füttern.«

Rebecca musste sich zwingen, nicht zu lächeln. Jill gab sich solche Mühe, ihr zu zeigen, wie schlecht sie sich benahm, indem sie ihr lauter Sachen erzählte, die sie, Jill, als richtige Tragödien ansah. Das waren sie auch, wusste Rebecca. Aber sie hatte doch auch ihre Probleme …

Doch, sagte sie sich:

Mein Leben ist wichtig.

»Wie kochst du, Jill?«, hörte sie sich fragen.

»Wie ich koche? Nicht schlecht, eigentlich. John kann nicht so gut kochen wie ich. Aber er bemüht sich.«

»Wer ist John?«

»Mein Lebensgefährte. Oder Ehemann, wenn du willst. Wir pfeifen auf alles Offizielle und sagen einfach Partner.«

»Jill, ich meinte, ob du eine speziell ausgestattete Küche hast …?«

»Ah, verstehe. Wie ich koche – du meinst, praktisch-körperlich? Das ist kein Problem. Das war es nur, als Nik noch ein Baby war und ich ihn füttern und anziehen musste; dabei musste mir John damals viel helfen. Aber Probleme sind dazu da, dass man sich was einfallen lässt, wenn man kann, nicht wahr? Das geht im Kleinen wie draußen in der Welt. Ich hab dir ja eben schon von den Problemen draußen erzählt. Du möchtest wohl wieder bei uns sein? Möchtest du wieder wissen, was in der Welt vor sich geht?«

Rebecca schluckte. »Du hast ein Baby?«

Jill lachte. Ihre Augen funkelten spitzbübisch. »Nein, ein Baby ist er nicht mehr. Er ist inzwischen schon drei. Du meinst, eine Frau im Rollstuhl kann kein Baby haben?

Aber klar! Das Einzige, was schwierig ist – er will den ganzen Tag auf meinem Schoß herumgefahren werden! Wenn alles klappt, kriegen wir bald noch eins.«

»Magst du Babys?«

»Manche. Manche aber auch nicht. Es ist wie mit den Großen, weißt du. Scotty hier, ich meine Schwester Scott, ist zum Beispiel eine meiner besten Freundinnen. Aber es gibt auch eine Schwester hier, die ich nicht besonders mag. Und Patienten, die mich richtig wütend machen. Zum Beispiel deine Freundin Sharon.«

»Ach ja, Sharon! Wie geht es ihr? Erzähl mir über sie!«

»Was soll ich sagen ... sie ist immer schlecht gelaunt und sie lügt wie gedruckt! Ich weiß, dass sie krank ist, und sie tut mir auch Leid, weil sie nie mehr die großartige Balletttänzerin werden wird, die sie werden wollte. Das kann sie nicht mehr, dazu hat sie ihren Körper schon zu sehr geschädigt. Vielleicht hatte sie unbewusst Angst vor dieser Karriere und schützte sich selbst, indem sie behauptet, sie wäre eine gute Tänzerin geworden, wenn sie nicht krank wäre. Ich weiß es nicht. Es ist schwer herauszufinden, was in den Köpfen von euch Mädels vorgeht. Ich fürchte, bei Sharon müssen wir uns geschlagen geben. Was findest du eigentlich so toll an ihr?«

»Sie war sehr nett zu mir, als ich zum ersten Mal herkam. Wir lagen im selben Zimmer. Wir haben uns gut verstanden.«

»Das freut mich. Mir gegenüber ist sie anders. Ich versuche schon seit Wochen zu ihr durchzukommen, aber ...«

Rebecca grinste. »So, wie bei mir?«

Jill musste kichern. »So ähnlich. Aber ich glaube, du bist auf dem besten Weg, zu dir zu finden, Becky. Immerhin wolltest du wissen, was draußen in der Welt los ist, nicht wahr? Weißt du, das interessiert Sharon leider gar nicht mehr. Sie will nichts mehr davon wissen – ihre ganze Welt ist jetzt das Krankenhaus. Ich kenne das. Im letzten Monat sind bei uns auf der Station zwei Mädchen gestorben. **Irgendwie spüre ich, dass wir dich nicht verlieren werden. Jetzt nicht mehr.**«

»Ich hoffe, nicht – ehrlich«, flüsterte Rebecca.

»Ich habe dein Gedicht gelesen«, fuhr Jill fort. »Ich hoffe, du nimmst es mir nicht übel, aber es lag ganz offen da. Du musst total down gewesen sein, als du es geschrieben hast.«

»Ich weiß es nicht. Ich weiß nicht mal mehr, wann ich es geschrieben habe und wie es mir dabei ging. Die ganzen letzten Tage … keine Ahnung, wie viele es waren … hab ich gar nicht bewusst mitgekriegt, Jill.«

»Du warst ja auch sehr, sehr krank, wie Dr. Chingh vorhin schon gesagt hat. Aber jetzt, wo du wieder ausreichend trinkst, wird es mit dir bald wieder bergauf gehen. Deine Eltern werden so froh sein! Du kannst dir gar nicht vorstellen, was sie in der letzten Zeit durchgemacht haben. Es war schlimm für sie, Rebecca.«

»Ich weiß«, sagte Rebecca leise. »Für mich aber auch.«

Rebecca dachte, sie müsste kotzen, als sie zwei Tage später vor ihrem ersten richtigen Essen saß. Aber sie musste nicht. Vorsichtig löffelte sie ihre Kürbissuppe und aß den trockenen Toast dazu. Ihr Hals tat weh, aber sie aß die Suppe auf. Sie versuchte, nicht mitzuzählen, wie oft sie den Toast kaute, aber es war nicht leicht.

Als sie zum ersten Mal wieder allein ins Bad ging, war das sehr anstrengend. Ihr taten innerlich alle Knochen weh, und man musste sie stützen. Sie konnte kaum allein stehen, geschweige denn gehen.

Keuchend stand sie vor dem Spiegel und starrte auf das hagere, hohlwangige Gesicht mit den viel zu großen Augen. Sie wusste, es war ihr Gesicht. Schwester Scott stand lächelnd hinter ihr.

»**Ich sehe ja schrecklich aus**«, flüsterte Rebecca. »Und meine Zehen sind immer noch blau. Und meine Haare ... sie sind ganz dünn und fleckig! **Ich sehe so hässlich aus, so dürr, aber mein Bauch fühlt sich dick an.** Wirklich furchtbar!«

Schwester Scott führte sie zurück ins Bett. »Es wird schon besser. Hauptsache, du isst wieder! Dann kannst du auch wieder allein gehen.«

»Dann will ich Sharon besuchen.«

»Das sehen wir, wenn es so weit ist«, meinte Schwester Scott.

»Ich weiß, es klingt blöd«, sagte Rebecca, »aber ... wie lange bin ich eigentlich schon hier? An manches erinnere ich mich, aber nicht an alles. Ich weiß, dass Mum und Dad oft hier waren. War Oliver mal hier? Und Jessie?«

»Nein. Du warst so krank, dass wir nur deine Eltern zu dir lassen konnten. Ich glaube, du bist jetzt schon seit vier Wochen hier. Du warst lange Zeit schlimm dran.«

»Vier Wochen! Plus einen Monat zu Hause, und vorher noch einen Monat im Krankenhaus – macht drei Monate! Das hol ich in der Schule nie mehr auf! Mein Gott, hab ich einen Mist gebaut!«

»Mach dir darüber jetzt keine Gedanken. Das wird schon. Denk lieber ans Gesundwerden und daran, was du dafür tun kannst. Wir haben jetzt genug gesprochen; du solltest dich wieder hinlegen und noch ein bisschen ausruhen.«

»Oh nein, **ich möchte lieber mit Ihnen reden**. Schwester, Sie haben gesagt, Sie haben schon viele Mädchen wie mich gepflegt. Warum ist das alles so gekommen? Ich verstehe das überhaupt nicht. Ich weiß, **Sie und Jill denken, ich wüsste den Grund dafür und würde ihn nur nicht verraten, aber das stimmt nicht.**«

»Es gibt viele unterschiedliche Gründe. Manche Mädchen wollen schlank sein wie die Models in den Zeitschriften. Manche Kids ärgern sich über ihre Familien, kommen mit ihnen nicht klar und essen deshalb nichts mehr. Und manche wissen gar nicht, warum sie damit angefangen haben, und können dann nicht mehr aufhören – wie die Maus auf dem Rad.«

»Wenn man einmal angefangen hat …«

»Nach einer Weile verweigert dein Körper die Nahrung, die er eigentlich braucht, und du zehrst nur noch von deinen Muskeln. Aber das hat Dr. Chingh dir ja schon erzählt.

Manche Mädchen schaffen es dann nicht mehr umzukehren, sie hören einfach auf zu essen und gehen langsam zugrunde. Das ist traurig.«

»Ja. Ich weiß. Jetzt verstehe ich es. Jill hat mit mir auch schon darüber gesprochen. Wissen Sie, dass sie ein Baby hat?«

»Ja, natürlich. Sie ist sehr stolz auf Nik. Kannst du dir vorstellen, wie schlimm es für sie wäre, wenn er aufhören würde zu essen? Sie würde sich selbst die Schuld daran geben, so wie es deine Eltern jetzt tun, und diese Schuldgefühle können einen furchtbar belasten, auch wenn sie unbegründet sind. Eltern geben sich, wenn es um ihre Kinder geht, immer selbst die Schuld, habe ich festgestellt.«

»Meine Mum und mein Dad haben jedenfalls keine Schuld. Na ja, Mum vielleicht ein bisschen, weil sie sich zu viel mit Hannah abgegeben hat. Aber Babys brauchen ihre Mutter halt. Ich weiß, dass Hannah sie braucht. Aber es war alles in Ordnung, solange nur Oliver und ich da waren.«

»Ich bin sicher, deine Eltern haben euch alle drei gleich lieb«, meinte Schwester Scott.

Rebecca machte die Augen zu. »Ich glaube, ich muss mich jetzt doch ausruhen. Danke, dass Sie mit mir gesprochen haben. Vielen Dank.«

Es war seit langer, langer Zeit das erste Mal, dass Rebecca sich bei jemandem für etwas bedankt hatte.

Zwölf Stunden lang schlief Rebecca tief und fest. Ihre Eltern kamen sie besuchen, aber sie schlief so fest, dass Dr. Chingh bat, sie sollten sie nicht wecken. Er erzählte ihnen, welch große Fortschritte sie machte und dass sie sich lange mit Jill und Schwester Scott unterhalten hatte. Auch, dass sie bald wieder gehen könnte.

Rebecca wachte auf, weil ihr Körper an den Stellen wehtat, an denen sie sich wund gelegen hatte. An ihrem Bett stand eine neue Schwester. Sie hielt den Schwamm und die Schale zum Reinigen der Wunden bereit.

»Hallo, Rebecca. Ich bin Zara. Ich wollte dich schon aufwecken, weil ich dich waschen und deinen Rücken einreiben soll. Du hast aber lange geschlafen!«

»Wo ist Schwester Scott? Sie habe ich noch nie gesehen.«

»Aber ich hab dich schon oft gesehen. Schwester Scott hat ein paar Tage frei.«

Rebecca wimmerte, als Zara ihr den Rücken abtupfte. Die Wunden brannten wie Feuer.

»Warum steht auf Ihrem Namensschild Zara und auf dem von Schwester Scott Scott? Ffff – das brennt!«

»Wir sind unterschiedlich alt und haben eine unterschiedliche Ausbildung genossen. Aber wir sind alle aus dem gleichen Grund hier – um dir zu helfen.«

»Ich weiß. Huh – das tut weh, höllisch weh! Ist jemand gekommen, um mich zu besuchen?«

»Ich glaube, jemand hat mir gesagt, deine Eltern waren hier, aber wir wollten dich nicht wecken, du hast zu fest geschlafen. Sie haben mit Dr. Chingh und mit Jill gesprochen. Dreh dich mal bitte um.«

»Wie heißt Schwester Scott eigentlich mit Vornamen?«

»Keine Ahnung. Wir nennen sie einfach Scotty. So ist's gut. **Und hier kommt dein Abendessen!**«

Rebecca sah das Tablett an. **Sie hatte Hunger.**

Sie konnte es nicht glauben. **Sie hatte tatsächlich Hunger!** Zum ersten Mal seit ewiger Zeit! Sie bekam Gemüsebrei, eine Art Gelee und ein Brötchen.

Brötchen. Ich weiß noch, dass ich Brötchen immer versteckt habe, dachte sie. Aber das ist vorbei. **Ich möchte einfach nur essen und wieder zurückkehren in meine Welt,** zurück zu Mum und Dad und Oliver und Hannah und Jess und den anderen aus der Schule. **Einfach nur zurück.** Und einfach leben. Aber ich weiß, ich muss bis dahin noch einen weiten Weg gehen. So, wie ich jetzt aussehe, mit hervorstehenden Knochen und blauen Zehen und riesengroßen Augen, kann ich noch nicht in die Schule gehen. Erst muss ich gesund werden. Und ich will gesund werden! Dann kann ich Sharon und all die anderen sehen. Autsch, mein Hals tut weh! Und das hier schmeckt kaum nach was. Aber mit dem Gelee geht es besser. Am besten ess ich erst mal das Gelee auf. So. Und jetzt das Gemüse. Schön langsam. Au, tut das weh!

Das Brötchen konnte sie nicht mehr aufessen, aber alles andere, und sie spülte es mit einem ganzen Glas Milch herunter.

Rebecca fühlte sich sehr satt. Aber irgendwie auch glücklich. **Sie hatte sich wieder unter Kontrolle, aber diesmal war es eine andere Art von Kontrolle. Ohne Lügen und Geheimnisse.**

Zara war zufrieden. »Gut gemacht! Hey, du hast Besuch!«

Rebecca drehte sich um und sah ihre Eltern. Sie hatte sie in ihren Träumen gesehen und hatte sie manchmal im Halbschlaf reden hören. Aber jetzt sah sie sie zum ersten Mal wieder leibhaftig vor sich stehen.

»Becky! Oh Becky! Sie haben gesagt, du kommst bald wieder zu uns nach Hause! Und du wirst bald wieder gesund!«

Rebecca lächelte und streckte ihnen die Arme entgegen. Schweigend umarmte und küsste sie sie. Erst ihre Mutter, dann ihren Vater.

»Ich werd schon wieder gesund. Lasst mir nur ein bisschen Zeit. Und verzeiht mir. Es tut mir alles so schrecklich Leid!«

Zu dritt hielten sie sich in den Armen und weinten.

Rebecca konnte sich nicht erinnern, dass sie ihren Vater jemals weinen gesehen hatte.

»Ich weiß, ich sehe furchtbar aus. Ich weiß. Aber es wird besser. Mum, kann Jessie herkommen? Und Oliver?«

»Ich werde fragen, ob sie dürfen, Liebes. Du warst in den letzten Wochen zu krank, um Besuche zu empfangen. Jess ruft uns oft an und fragt nach dir. Und Oliver fragt jedes Mal, wenn wir von dir kommen, nach dir. Hannah spricht schon ein bisschen, vielleicht fragt auch sie bald nach dir!«

»Gut, Becky, dass du bald wieder nach Hause kommst und wir dann wieder eine normale Familie sind«, sagte ihr Vater. Es klang streng, aber Rebecca hörte, wie er die Nase hochzog und sah, wie er sich leicht mit dem Ärmel über die Augen fuhr. Ihr wurde klar, dass sie ihm auch wichtig war, dass er sie liebte.

Sie sprachen noch eine halbe Stunde über Gott und die Welt. Die Welt, in die Rebecca jetzt wieder zurückkehren wollte.

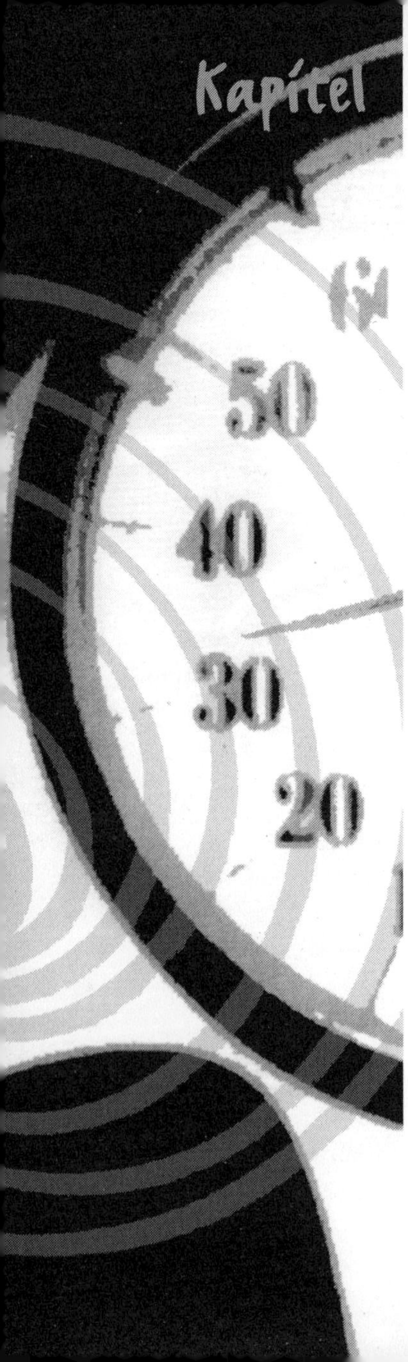

Kapitel Zehn

Während der nächsten zwei Wochen arbeitete Rebecca sehr konzentriert mit. Sie aß das meiste von dem, was man ihr zu essen gab, und konnte schon nach ein paar Tagen wieder allein ins Bad gehen.

Sie machte jeden Tag ihre Übungen. Eine Physiotherapeutin kam, um ihr dabei zu helfen. Sie hatte daneben auch viel Zeit nachzudenken und Pläne zu schmieden, und die nutzte sie auch. Sie bat darum, Sharon sehen zu dürfen, aber Schwester Scott sagte nur wie gewöhnlich: »Das sehen wir, wenn es so weit ist.« Rebecca ahnte Schlimmes, schob die dunklen Gedanken jedoch weg. Für sie musste es jetzt weitergehen!

Sie wog jetzt

vierunddreißig Kilo.

Ihr niedrigstes Gewicht waren

**achtund-
zwanzig Kilo**

gewesen, sagte man ihr. Das hatte sie ganz vergessen. Wie sie auch vieles andere vergaß, weil sie es vergessen wollte.

Sie prüfte regelmäßig ihren Körper. Sie hatte immer noch diesen daunenähnlichen dichten Haarwuchs auf der Haut, aber Dr. Chingh sagte, er würde wieder weggehen, wenn sie weiter zunahm. Er sagte, wenn sie erst vierzig Kilo wiege, dürfe sie wieder nach Hause. Ihre Wunden vom langen Liegen im Bett waren fast verheilt, denn sie lief oft im Zimmer auf und ab und setzte sich hin, um die Heilung zu beschleunigen. Sie sah immer noch sehr mager aus und die Haut an ihrem Bauch hing lose an ihr herunter, aber die Physiotherapeutin sagte, das würde sich geben, wenn sie weiter übte und ihre Muskeln wieder kräftiger würden. Ihre Haut war noch blass, fast grau, und sie konnte es kaum erwarten, bis sie wieder in der Sonne sitzen durfte.

Jill war sehr zufrieden mit den Fortschritten, die sie machte, und unterhielt sie mit kleinen Geschichten über ihren Sohn Nik.

Sie sprachen viel miteinander, über alles Mögliche.

Es war ein langsamer Heilungsprozess, Tag für Tag. Manchmal ertappte sich Rebecca dabei, dass sie sich einen Zahlentag ausdachte, aber dann lenkte sie sich ab und schob den Gedanken weg – weit weg, über den Rand der weißen Untertasse.

Der Tag, an dem sie ihren rechten Pantoffel zuerst anzog, war ein großer Durchbruch für sie. Seit Jahren hatte sie das nicht mehr getan. Auch an die Farbentage dachte sie bald nicht mehr.

Und endlich kam Jessie vorbei und kurz darauf Oliver. Rebecca wollte alles hören über die Schule und über Asfid, dem Jessie inzwischen doch einen Zungenkuss gegeben hatte. Sie stellte fest, dass sie sich schon Tage vorher auf Jessies Besuche freute.

»Ich bin froh, dass du so zu mir gestanden hast«, sagte sie eines Tages zu Jessie.

Jessie grinste. »Ja, jetzt bist du froh. Aber eine Zeit lang warst du wirklich nervig. Egal, jetzt bist du fast wieder so gut wie früher drauf, nur dass du noch nicht wieder so gut aussiehst. Aber das ist kein Wunder bei all dem Blödsinn, den du gemacht hast. Deine Haare sehen übel aus, so fusselig und spröde. Und du bist immer noch viel zu mager. Vielleicht solltest du ein Buch über das Ganze schreiben. Schreibst du eigentlich immer noch Gedichte?«

Ja, sie schrieb noch Gedichte. Eines, das gerade in ihrem Kopf entstand, handelte von ihrem ersten Spaziergang im Freien, den sie erst in ein paar Tagen machen durfte und auf den sie sich schon so freute. Sie malte sich aus, wie das war, den Wind wieder im Gesicht und in den Haaren zu spüren.

»Stell dir vor, Hannah kann jetzt schon sprechen«, erzählte Jessie. »Ich passe auf sie auf, wenn deine Eltern hier sind. Es macht Spaß. Ich bin dann nicht so einsam wie bei mir zu Hause, wo ich nur meine Mutter habe. Du hast wirklich Glück, dass du eine richtige Familie hast.«

Rebecca sah auf ihre gebrochenen Nägel herab und auf die graue papierene Haut auf ihren Händen. Sie war sich nicht sicher, ob sie im Moment wirklich so gut dran war.

Sie fürchtete das tägliche Wiegen. Tagelang nahm sie kein Gramm zu. Früher wäre sie darüber froh gewesen, aber jetzt war sie es nicht. Sie wollte endlich wieder vierzig Kilo wiegen und spazieren gehen im Wind und in der Sonne.

Schwester Scott freute sich sehr, als Rebecca zum ersten Mal, wieder

sechsunddreißig Kilo

wog.

»Nur noch vier Kilo, dann hast du's!«, sagte sie und strahlte.

»Es dauert so furchtbar lang«, seufzte Rebecca. »Ich fürchte, es dauert noch ewig! Dabei kann ich doch nicht mehr essen, als ich schon esse – ich bekomme sogar ein zweites Frühstück und noch Kuchen zum Tee! Manchmal denke ich, ich schaffe es nie mehr, nach Hause zu kommen!«

»Weißt du, Becky, dein Körper hat furchtbar gelitten und das wieder aufzuholen braucht seine Zeit. Hab nur Geduld, dann wird es schon wieder. Vielleicht gehen wir morgen, wenn die Sonne scheint, schon mal ein bisschen hinaus.«

Rebecca war überglücklich. Sie hatte sich so sehr darauf konzentriert, ihre Kräfte wieder aufzubauen, dass diese gute Nachricht sie völlig unvorbereitet traf.

»Super! Vielleicht können wir dann Sharon besuchen! Wissen Sie, ich hab so oft an sie gedacht! Und Sie haben immer gesagt, das sehen wir, wenn es so weit ist. Ist es jetzt endlich so weit?«

Schwester Scott setzte sich auf Rebeccas Bettrand.

Sie sagte: »Ja, Jill hatte auch gemeint, jetzt wäre es so weit. Aber du kannst Sharon nicht mehr sehen. Sie hat uns verlassen. Vor vielen Wochen – als du so krank warst.«

»Verlassen?«, flüsterte Rebecca.

»Ja, Becky. Sie ist gestorben – im Schlaf. Wir konnten nichts mehr für sie tun.«

Rebecca fühlte, wie ihr die Tränen übers Gesicht liefen.

Schwester Scott nahm ihre Hände und fuhr fort: »Siehst du, Liebes, es ist ein gefährliches Spiel – lebensgefährlich. Sharons Herz war kaputt, ihre Nieren auch. Und sie hatte keine Kraft mehr zum Überleben. Ihr Körper hat einfach aufgegeben. Und sie auch – am Ende.«

»Ich kann es nicht glauben. Sie war so lebhaft.«

»Wir haben es kommen sehen. Sie hat alle Tricks ausprobiert, die es nur gibt – Abführmittel, Brechen, Hungern. Als sie schließlich wirklich wieder gesund werden wollte, war es zu spät. Ihr Körper hatte einfach zu viel abbekommen, sie hatte ihn zu oft geschädigt. Er konnte sich nicht mehr erholen.«

»Das ist ja entsetzlich!«, sagte Rebecca und schluchzte. »Einfach schrecklich!«

»Ja, das ist es. Wir haben alle um sie geweint. Wie wir schon um so viele trauern mussten. Es gab eine Zeit, da haben wir auch um dein Leben gezittert«, flüsterte Schwester Scott.

»Warum machen wir das? **Warum?**«, rief Rebecca verzweifelt.

»Ich wünschte, ich wüsste es. Manchmal denke ich, ich weiß es. Aber nach all den Jahren hier gibt es immer noch so vieles, was wir nicht wissen. Jedenfalls ist es nicht gut, euch Mädels und Jungs – es gibt auch ein paar Jungen hier, die es machen – zu sagen, ihr wärt selbst Schuld. Ganz so einfach ist es nicht.«

Rebecca weinte noch eine Weile still. Sie weinte um Sharon, aber nicht nur. Sie weinte auch um ihr eigenes Leben – und um all die anderen.

Es dauerte noch mal drei Wochen, bis sie

achtunddreißig Kilo

wog.

Jetzt war sie schon seit mehr als zwei Monaten im Krankenhaus. In den ersten Tagen, nachdem sie von Sharons Tod gehört hatte, hatte sie keinen Appetit mehr gehabt, aber sie hatte sich trotzdem bemüht, weiterhin zu essen.

Sie erzählte ihren Eltern von Sharons Tod. Sie wussten es schon lange. Jessie wusste es noch nicht, aber sie war nicht sonderlich überrascht. »Kein Wunder. Sie sah noch schlimmer aus als du. Wollte sie nicht unbedingt Balletttänzerin werden? Vielleicht tanzt sie jetzt oben in der himmlischen Ballettschule mit, was meinst du? Ich wünsche es ihr jedenfalls. Es wäre tröstlich, an Gott zu glauben, nicht wahr? Klar, man muss sich anstrengen, um in den Himmel zu kommen. Ich wäre manchmal gern fromm. Dann würde es mir nicht so viel ausmachen zu sterben – das heißt, wenn ich vorher ein frommes Leben geführt habe.«

Rebecca musste grinsen. Jessie konnte so sprunghaft sein! Das war etwas, was sie besonders an ihr mochte – dass sie sich nicht nur auf eine Sache konzentrierte. Sie selbst konzentrierte sich immer so stark auf eine Sache, dass sie an nichts anderes mehr denken konnte.

»Du bist schon ein verrücktes Huhn, Jess«, sagte Rebecca sanft.

»Kann schon sein. Asfid findet das auch manchmal. Aber wenn ich schon ein bisschen verrückt bin, was warst du dann erst? Reif für die Klapsmühle, würde ich sagen. Ich wette, du bereust jeden Doughnut, den du damals nicht gegessen hast.«

»Ich bereue viel«, antwortete Rebecca. »Aber lass uns lieber von was anderem reden. Erzähl mir doch was über Mr Selby. Und über Asfid.«

Und Jessica erzählte und das nicht zu knapp.

Erst als Zara am Nachmittag kam und den Tee brachte, hörte sie auf. Jessie holte tief Luft und starrte auf die Butterhörnchen.

»Die sind für Rebecca«, sagte Zara. »Aber vielleicht kann ich dir auch welche bringen.«

»Das würden Sie tun?«, sagte Jessie. »Toll! Das ist ja das reinste Hotel hier! Und alles umsonst. Könnte ich vielleicht auch etwas Honig dazu haben? Danke, vielen Dank!«

Es dauerte nicht lange und Zara brachte ein weiteres Tablett herein. »Das gehört Susie von nebenan. Sie will heute nichts essen.«

Das kümmerte Jessie nicht. Sie hatte ihre zwei Butterhörnchen hinuntergeschlungen, bevor Rebecca auch nur ein halbes essen konnte. Dann erzählte sie weiter – über die Schule, über Mr Selby und über Asfid.

Rebecca hörte ihr gern zu. Sie aß in Ruhe ihre Butterhörnchen und schlürfte ihre heiße Schokolade. Sie bemühte sich jetzt immer aufzuessen, aber manchmal war es schwierig. Es half, wenn sie sehr langsam aß. Während sie kaute, fiel ihr Blick auf Jessie. In gewisser Weise beneidetete sie ihre Freundin sogar. Als sie sich dessen bewusst wurde, war es wie ein kleiner Schock für sie.

Jessie war bei allen beliebt. Sie war witzig, sie war mollig, hatte einen richtigen Freund und liebte alles – das Essen und das Leben.

Und ich bin ihre beste Freundin, dachte Rebecca. Ausgerechnet ich! Sie hätte so viele andere haben können, aber sie wollte mich! Und dabei habe ich sie so oft im Stich gelassen! So oft! Und trotzdem ist sie immer wieder gekommen, hat mir Aufgaben aus der Schule mitgebracht, hat mich hier besucht, hat sich um Hannah gekümmert, damit meine Eltern herkommen konnten.

»Jessie, du bist einfach Spitze! Du bist wirklich voll gut!«, hörte Rebecca sich sagen. Sie fühlte, wie ihr Gesicht dabei rot wurde. Es fiel ihr nicht leicht, so was zu sagen.

»Ich weiß. Asfid und Mum sagen das auch, also wird wohl was dran sein. Aber du bist auch okay, Becky, wenn du nur endlich wieder so wirst wie früher, bevor du dir diese bescheuerte Magersucht eingefangen hast.«

Rebecca wollte schon einhaken und sagen, dass man sich so etwas wie Magersucht nicht einfach »einfängt«. Aber dann dachte sie, was soll's.

»Übrigens, kann ich den Rest von deinem Butterhörnchen haben?«, fragte Jess.

»Klar, Jess«, sagte Rebecca. »Du hast es dir verdient.«

Jess widersprach nicht.

Es dauerte noch drei Wochen, bevor Rebecca wieder nach Hause durfte. Drei Wochen, in denen sie ihre Übungen machte, wieder normal essen lernte und viel mit Jill sprach.

Mittlerweile fühlte sie sich Jill sehr nahe. Eines Tages, als Jill mit ihr über zwanghaftes Verhalten sprach, ertappte sich Rebecca dabei, dass sie ihr von ihren Geheimnissen erzählte – von den Farben- und den Nummerntagen und davon, wie sie ihre Socken und Schuhe immer in derselben Weise anzog und dass sie nur noch zwei Paar Hosen trug, obwohl sie viel mehr besaß. Nur die blaue und die rosafarbene. Wie sie immer ihr Essen zerschnitten und wie sie es in Taschen und Küchentüchern versteckt hatte.

Ein paar Geheimnisse behielt sie für sich. Sie schämte sich zu sehr, darüber zu sprechen. Jill hörte ihr geduldig zu. Sie war nicht überrascht über das, was sie ihr beichtete.

»**Sag bloß, du hast das alles schon mal gehört!**«, staunte Rebecca. »**Ich dachte, ich wär die Einzige, die …**«

»Von wegen, meine Liebe! Ich kenne das alles – und noch viel mehr. Wir wissen nicht genau, warum manche Menschen bestimmte Rituale annehmen, aber wir alle tun es bis zu einem gewissen Grad. Ich erinnere mich, dass ich als Kind eine Zeit lang nie auf Sprünge und Zwischenräume im Gehwegpflaster treten wollte. Vielleicht lag es an dem alten Kinderreim: ›Setzt du den Fuß auf ’nen Spalt, wird deine Mutter nicht alt.‹ «

Rebecca kicherte. »Ich kenn das. Das hab ich auch gemacht.«

»Dann habe ich eine Zeit lang, wenn ich an einem Lattenzaun entlangging, jede zehnte Latte berührt! Ich war sehr zwanghaft, was das betraf. Und ein weiches Ei und Toast und Marmelade wollte ich nur am Wochenende frühstücken, an den Wochentagen nicht.«

»Das klingt aber eher harmlos«, meinte Rebecca.

»Vielleicht, aber so fängt es immer an! Gott sei Dank ist das Einzige, woran ich heute hänge, mein Mann und mein Kind ... und gelegentlich ein Glas Wein am Abend. Du siehst, wir haben alle so unsere Gewohnheiten. Das Wichtige ist, dass wir lernen, sie zu beherrschen. Zum Beispiel habe ich mal eine Zeit lang alle roten Autos gezählt. Und wenn ich nicht wenigstens dreißig gesehen hatte, wurde ich unruhig, setzte mich ans Küchenfenster, sah hinaus und zählte weiter, bis es dreißig waren. Meinen Eltern hab ich erzählt, ich würde meditieren. Du siehst, Becky, jeder von uns hat so seine kleinen Geheimnisse.«

Rebecca dachte einen Moment nach.

»Glaubst du, Jill, dass meine Gewohnheiten zu der Magersucht geführt haben?«

»Es ist möglich«, antwortete Jill, »aber sicher weiß ich es nicht. **Alle möglichen Dinge können Ursache für eine Magersucht sein.** Manchmal wollen die Magersüchtigen einfach nur schlank sein und entwickeln daraufhin ein falsches Bewusstsein von ihrem Körper; sie halten sich für viel zu dick, während sie in Wirklichkeit schon zu mager sind. Ich kenne Leute, die sind nur noch Haut und Knochen, ohne ein einziges Gramm Fett, und glauben trotzdem, sie seien zu dick. Manche Mädchen wollen eine Figur wie ein Model haben und wissen gar nicht, dass viele Zeitungsfotos retuschiert werden, um die Models dünner aussehen zu lassen, als sie sind.«

Jill fuhr fort: »Manche haben einfach Probleme, mit denen sie nicht klarkommen, und wieder andere brauchen einfach nur mehr Zuwendung von zu Hause. Ich hatte letztes Jahr eine Patientin, die ein Einzelkind war und ein verwöhntes obendrein; sie wurde magersüchtig, als ihre Eltern noch einen Jungen bekamen. Sie war damals neun und musste sechs Monate lang bei uns bleiben.«

»Weißt du, ich war auch nicht begeistert, als Mum Hannah bekam«, gestand Rebecca. »Aber ich glaube nicht, dass es bei mir damit zu tun hat. Das heißt, ich weiß es nicht. Heute liebe ich Hannah. Irgendwie hat es … einfach so … angefangen. Aber es wird nicht wieder passieren.

Ich will für immer

vierzig Kilo

wiegen – nicht mehr und nicht weniger!«

»Sag das nicht, Becky. Du bist noch nicht ausgewachsen. Und vierzig Kilo sind auch zu wenig für deine Statur, wie Dr. Chingh neulich richtig gesagt hat. **Denk einfach nicht mehr übers Essen nach** – iss drei normale Mahlzeiten am Tag und etwas Obst, wenn du zwischendurch mal Hunger hast. Du musst jetzt an andere Dinge denken, an deine

Hausaufgaben, deine Familie und deine Freunde. Es ist nämlich so – und bitte sei mir nicht böse, wenn ich dir das sage –, dass alle Magersüchtigen nur auf eins fixiert sind, nämlich auf sich selbst. Das ist keine gute Einstellung, und du solltest sie ändern, wenn du wirklich gesund werden willst. Verstehst du, was ich meine?«

Rebecca verstand. Von der Seite hatte sie es noch nicht betrachtet.

Rebecca hatte Tränen in den Augen, als sie sich von Dr. Chingh und Jill und Schwester Scott verabschiedete. Ihr Krankenzimmer war nun so lange ihr Zuhause gewesen! Sie freute sich riesig darauf, wieder zu Hause zu sein, aber sie hatte auch ein bisschen Angst davor, dass alles wieder von vorn losgehen könnte.

Jill sagte, es würde nicht passieren, wenn sie weiterhin ordentlich essen würde. Sie sagte auch, sie müsse noch eine Zeit lang jede Woche einmal zum Wiegen und zur Sprechstunde vorbeikommen.

Das störte Rebecca überhaupt nicht. Sie wollte ihnen beweisen, dass sie es schaffte! Ihre Mutter hatte ihr ein paar nagelneue Jeans und ein kariertes Hemd gekauft. Rebecca war glücklich, als sie die Sachen zum ersten Mal anziehen durfte – endlich keine Anstaltskleidung mehr!

Jill gab ihr noch einen guten Rat: »Schreib ruhig weiterhin deine Gedichte, Rebecca, wenn dir danach zumute ist! Du bist eine unserer erfolgreichsten Patientinnen – du hast dir nämlich selbst helfen können. Wenn das nur alle unsere

Patientinnen und Patienten könnten! Tschüss, bis nächste Woche!«

Oliver hatte ein paar Luftballons ans Gartentor gebunden, und an der Haustür hatte er ein Schild angebracht. Darauf stand:

WILLKOMMEN ZU HAUSE, REBECCA!

Jessie und Hannah saßen auf den Eingangsstufen. Rebecca erkannte ihr Schwesterchen kaum wieder, so groß war sie geworden. »Beck!«, sagte Hannah. Rebecca beugte sich zu ihr hinab und küsste sie. »Hallo, Schwesterherz! Hi, Jess! Was für eine schöne Begrüßung!«

Jessie grinste. »Warte, bis du den Tisch siehst! Es gibt Sandkuchen und Lamingtons ... komm, ich kann's kaum noch abwarten!«

Rebeccas Mutter hatte den Küchentisch festlich gedeckt, mit rosa Rosen und rosa Servietten, Kuchen und Keksen, Tellern und Tassen, Sandwiches und natürlich Lamingtons, die Rebecca früher immer so gern gegessen hatte. Rebecca umarmte ihre Mutter und konnte nur mit Mühe die Tränen zurückhalten.

Endlich war sie wieder zu Hause!

Sie waren alle so lieb zu ihr, so glücklich, dass sie da war! Wie hatte es nur so weit kommen können, dass sie von hier weg wollte?

Eines Tages werde ich darüber schreiben, dachte sie. Vielleicht verstehe ich es dann.